けいれんせいはっせいしょうがい

痙攣性発声障害

そのメカニズムと
治療の現状

小林武夫 編

目　次

編集
●

小林武夫
帝京大学医学部市原病院耳鼻咽喉科

執筆
●

村野恵美
東京大学大学院医学系研究科耳鼻咽喉科学教室

石毛美代子
東京大学大学院医学系研究科音声・言語医学教室

牧山　清
日本大学医学部耳鼻咽喉科

熊田政信
東京大学大学院医学系研究科音声・言語医学教室

一色信彦
京都大学名誉教授・一色形成外科クリニック

小林範子
北里大学医療衛生学部言語聴覚療法学教室

中西由佳
誠愛リハビリテーション病院リハビリテーション部

山崎竜一
帝京大学医学部市原病院耳鼻咽喉科

● 装幀・カバーイラスト　橋本小百合

序　痙攣性発声障害をどうとらえるか

小林武夫

　痙攣性発声障害は稀な疾患であり，長い間，病因・病態が不明であった。近年になり，ようやくジストニア（dystonia）という疾患群にまとめられることになった。ジストニアとは眼瞼痙攣，痙性斜頸，Meige 症候群，書痙などを含む疾患群を指す言葉である。そもそもジストニアはOppenheimが遺伝性の全身の筋緊張の異常を呈する症例に用いたが（1911），現在はFahnのいうように（1988）「持続的な筋緊張により，しばしば捻転性または反復性の運動や異常な姿勢をきたす病態」としている。痙攣性発声障害は局所性ジストニア（focal dystonia）に分類されている。

　痙攣性発声障害は稀な疾患であるうえに，原因が不明なるまま，心因性あるいは機能性疾患と記載され，まともな治療が行われてこなかった疾患であった。心因性ないし機能性と考えられたのは，本疾患は声のみが異常であり，体の他の部には異常がなく，進行することはあっても，まったく音声機能が失われるということはないので，吃音などと相似であるとされたからである。耳鼻咽喉科医，精神科医，神経内科医，言語聴覚士でも，お目にかかったことはないという人も多い。まして，一般家庭医，学校保健の関係者ではなおさらのことである。このため，本疾患の研究の動機付けは近年まで欠如していたのである。近年になって，本疾患が注目を浴び

2

ジストニアの分類

Ⅰ．局所性ジストニア（focal dystonia）
  1．眼瞼痙攣（blepharospasm）
  2．口部咬筋ジストニア（oromandibular dystonia）
  3．痙攣性発声障害（spasmodic dysphonia）
  4．痙性斜頸（spasmodic torticollis）
  5．上肢ジストニア（書痙writer's cramp）
  6．下肢ジストニア
Ⅱ．分節性ジストニア
  1．頭頸部（cranial）ジストニア（Ⅰの1〜4のいずれかの組み合わせ）
    Ⅰの1と2を合併する場合，Meige症候群とも呼ぶ
  2．軸性（axial）ジストニア
    頸部と体幹のジストニア
  3．分節性上肢（brachial）ジストニア
    Ⅰの5とそれに接する体幹のジストニア
  4．分節性下肢（crural）ジストニア
    Ⅰの6とそれに接する体幹のジストニア
Ⅲ．全身性（generalized）ジストニア
    分節性下肢ジストニアと他の部位のジストニアの合併
Ⅳ．多巣性（multifocal）ジストニア
    2つ以上の離れた部位のジストニア
Ⅴ．半側性ジストニア（hemidystonia）
    同側の上下肢のジストニア
Ⅵ．脊髄性ジストニア（spinal dystonia）
    キアリ奇形/頸髄空洞症に伴うことが多い

てきたのは次の理由による。

1）手術治療として，1970年代に反回神経本幹切断術という荒い方法ではあったが，一時的にも症状を緩和させる方法が発表されたこと，つづいて1980年代にBotulinum toxin療法が開発され，痙攣性発声障害に対する本治療法の有効性が報告されたことである（Miller 1987，Blitzer 1988，Ludlow 1988）。小林は1988年に，最初に顔面痙攣に対して，つづいて痙攣性発声障害に対してBotulinum toxin注射療法を行ったとき，その劇的な効果に瞠目した。

2）神経機能の検査として，EEGやCT以外に，MRIやPETなどの新しい手法が導入されて，痙攣性発声障害が器質的な疾患であることを推定する所見が浮かび上がってきたことである。

原因・病態について

　現在のところ，痙攣性発声障害の原因は未解明である。歴史的にみると，今世紀の半ばを過ぎて，痙攣性発声障害にみられる，声門をしめつける病態に関連して，喉頭の原始機能である声門閉鎖を支配する中枢神経系がつよく関与しているとする説が提出された（Furstenberg 1958, Arnold 1959）。面白い説であるが裏付けとなる証拠はなかった。最近になり，他のジストニア疾患では，心因性疾患とされていたものが器質性疾患として再考されねばならないという所見が少しずつ報告されるようになった。

　痙攣性発声障害では，次のような報告がある。Robeは10人の痙攣性発声障害患者の4人に家族内での神経疾患を認め，9人に脳波上で側頭葉，頭頂葉から誘導される波形に異常を認めた。Poolは45人の痙攣性発声障害患者のうち32人に神経学的異常があったという。この異常は上下肢に速い交代性の動きを課したときの異常（速さ，リズム），上肢の筋力低下，反射異常，頭頸部の tremor などである。これから Pool は pallidothalamic supplementary motor area の障害が考えられるとした。

　Blitzerの筋電図の研究によるとcomplex unitその他の異常が認められ，痙攣性発声障害の病態をtremor, myoclonus, extrapyramidal and pyramidal disease, dystoniaの四つに分けている。Schaeferは，MRIを行い，19例のうち5例に脳底核の梗塞と側脳室近傍の脱髄所見を見出した。ABRも行っているが，19例中10例に異常を認めた。これらのことからmultiple sclerosisと類似の病変を疑っている。平野らは，痙攣性発声障害の患者のPETの所見で，運動野，ブローカ野，小脳，聴覚野に活動を認めたが，補足運動野に活動を認めなかったといっている（1999）。

これらは，中枢神経系の病変を想定させる所見であるが，末梢神経の関与はないのであろうか。たとえば，ボツリヌストキシンを片側にのみ注射しても，あるいは反回神経を片側で切断しても，痙攣性発声障害は改善するのである。また，手術で声門に間隙をつくってやっても症状は改善する。原因についての研究は，末梢レベルからも進めなければならないのである。

呼称について

本疾患を最初に報告したのはTraubeで，Die spastische Form der nervösen Heiserkeitとした。以後，Aphonia spastica（Schnitzler），Mogiphonia（Mogi-はギリシャ語で困難の意），Laryngeal stuttering，Stuttering with the vocal cords，Greene's psychophonasthenia，Inspiratory speech（Critchley）などと呼ばれてきたが，spasticあるいはspasmodic dysphonia，Spastische Dysphonie（ドイツ），dysphonie spastique（フランス）が一般的である。最近ではspasmodicと呼ばれることが多い。この理由はspasticという言葉が錐体路障害のrigidityを連想させ，本疾患のようにwaxingとwaningをくりかえすものは錐体外路の障害が関与し，spasmodicといったほうがよいと考えられるからである。

日本では第二次世界大戦の前の西端先生の教科書には「痙攣性失声症竝に音声障害（Aphonia bzw Dysphonia spastica）」と書かれ，「吃によく似ている疾患で，男に多く，戦時に多く出現する」としている。林義雄は，痙攣性失声症（aphonia spastica）として9例を記載している（「こえとことばの科学」1957）。日本では近年は痙攣性発声（あるいは音声）障害が定着した。

分類について

痙攣性発声障害は次のように分類される。

a　内転型 adductor type

ほとんどがこのタイプであり，本書で述べる声の症状や治療法は，内転
型についてである。

b　外転型 abductor type

きわめて稀である。声門がいったん強く閉じたあと，すぐに不随意に開
いてしまうので，起声と同時に失声化するといった非常な複雑な声となっ
てきこえる。正常人は内転型の声を模倣できるが，外転型の音声を模倣す
ることは困難である。

c　混合型 mixed type

筆者はaとbが混じてしまっているタイプもあるという印象をもつ。

筆者は上記の３タイプが同一の「痙攣性発声障害」という名のもとにま
とめられることに多少の疑問を感じている。

症状と診断について

声は圧迫性，努力性で，喉頭をしめつけるような声となり，不随意に渋
滞して，とぎれとぎれの声になる。笑い声などは正常であり，高音でしゃ
べると改善する。

診断は声の聴覚印象のみでなく，喉頭の所見も参考にしなければならな
いが，慣れてくれば，電話で声を聞いただけでも診断は可能である。

鑑別診断は，心因性失声症，仮声帯発声，吃り，音声しんせん症である。
最近診た若い女性の患者の一人は，声がざらついているからと，女性ホル
モンの不足と診断され，ホルモン補充療法を受けていた。程度が軽いとこ
のような診断もされるという例である。

治療について

昔からいろいろの治療が行われた。「MuckのKugel」の挿入（西端）か
「バラニーの騒音器」の使用（林）の記載があるが，前者は心因性の失声

6

症に使うべきものである。電気ショックも行われた。

　薬物（安定剤）は通常は有効ではない。手術には反回神経に対する手術と，喉頭のわく組み手術があるが，本書では後者について取り上げた。ボツリヌストキシンの声帯内注射は有効な方法で，しかも簡便であるが，反復する必要がある。根治的方法ではない。音声訓練も限界があるようだ。これらの治療には根治的なものがないが，21世紀には，さらに進んだ治療法が出現することを望みたい。

問 題 点

　本疾患は今まで日本には稀であるとされてきたが，筆者が過去10年間に東大，JR東京総合病院と帝京大でボツリヌストキシン療法を行った患者は100人を越え，決して小さい数ではない。問題は，多くの患者が診断もつけられず，耳鼻咽喉科医，精神科医の間をたらい回しにされている不幸な現実である。このため，患者は実生活上いちじるしい不利をこうむり，就職その他で差別を受けることになる。筆者が強調したいのは，一人でも多くの方に痙攣性発声障害に対して認識をもってもらうことである。そして，このことが音声の医学を進歩させるのである。

文 献

1) 小林武夫：ボツリヌストキシンによる顔面痙攣の治療．臨床耳科 15(3):174,1988.
2) 小林武夫ほか：ボツリヌストキシン注射による顔面痙攣の治療．Facial N Res Jpn 9 :193-196, 1989.
3) 小林武夫：耳鼻咽喉科領域の痙攣性疾患の臨床．耳鼻臨床 84: 1026-1027, 1991.
4) 小林武夫：痙攣性発声障害の新しい治療法──ボツリヌストキシンの声帯内注射．医学のあゆみ 158: 419,1991.
5) 小林武夫：痙攣性発声障害．耳鼻咽喉科・頭頸部外科MOOK, no23, 213-218,篠原出版,東京, 1992.
6) Kobayashi,T. et al.: Botulinum toxin treatment for spastic dysphonia. Acta Oto-

laryngol(Suppl 504):155-157, 1993.

7) 小林武夫: 痙攣性発声障害の治療. JOHNS 9(5) 771-773, 1993.

8) 小林武夫 : 顔面痙攣のボツリヌストキシンの注射療法. 日本医事新報 No.3624, 125,1993.

9) 小林武夫 : 痙攣性発声障害に対するボツリヌストキシン療法. 日本気食学会・認定医通信 No.13, 9-10, 1995.

10) 小林武夫: 顔面痙攣の治療. 日本医事新報 No.3772, 132-133,1995.

11) Murano,E. Kobayashi,T. et al: Botulinum toxin injection for spasmodic dysphonia in Japan. International Conference 1999 Basic and Therapeutic Aspects of Botulinum and Tetanus Toxins. WE MOVE. p.58, 1999.

12) 小林武夫 : 顔面痙攣――ボツリヌストキシン注射療法. 耳鼻咽喉・頭頸部手術アトラス (上). 221-223, 1999, 医学書院.

13) 小林武夫: 顔面痙攣のボツリヌストキシン療法. JOHNS 16(3) 467-470, 2000.

14) 小林武夫: 痙攣性発声障害の臨床. 日耳鼻学会・専門医通信 No.62, 10-11, 2000.

15) Luchsinger,R. Arnold,G.: Voice-Speech-Language. Clinical Communicology : Its Physiology and Pathology. Wadsworth, 1965.

16) NIH Consensus Development Conference on Clinical Use of Botulinum Toxin 1990.

17) 梶龍児, 目崎高広: ジストニアとボツリヌス治療. 診断と治療社 1996.

18) 広瀬肇: 音声障害の臨床. インテルナ出版 1998.

1 痙攣性発声障害の成因と症状

村野恵美　　石毛美代子

痙攣性発声障害の成因

痙攣性発声障害（Spasmodic dysphonia，以下SD）は，喉頭筋の痙攣様異常運動により，圧迫性あるいは努力性の発声や声の途切れなどのきわめて特徴的な音声症状を生じる疾患である。病因や病理はまだ解明されていないが，近年の最も有力な仮説は，SDの本態は喉頭におけるジストニアであるとの考え方である。ジストニアは局所性のもの（書痙や痙性斜頚など），分節性のもの（Meige 症候群——眼瞼痙攣と口顎ジストニアを伴う——など），全身性のものなどに分類されるが，SD との関連が特に注目されるのは局所性ジストニアである。異常運動が障害部位の運動によって誘発されることや，異常運動が特定の動作に特異的に出現し安静時には出現しないことが，局所性ジストニアと SD との主な共通点として指摘されている。成人期に発症し，全身性に進展することが稀であることも共通点の一つである。また，SD とジストニアが比較的高率に合併することも示されており，これもまた両者が類縁の疾患であることの傍証となり得る。たとえば，Blitzer らは，SD患者901例のうち17.5%に喉頭以外の身体部位のジストニアが認められ，12.1% に一次性の，8.9% に二次性の喉頭ジストニア

の家族歴が認められたことを報告し[1]，両者が高率に合併することは，SD
とジストニアが類縁の疾患であることによるとの見解を述べている。

　しかし，SDに関して実に多くの神経学的異常所見が報告されている事実
と矛盾するようであるが，SDの本態はまだ解明されていない。いいかえれ
ば，広く受け入れられている仮説であるとはいえ，この疾患の本態がジス
トニアのそれと同一であるとの確証はまだ得られていないのである。ここ
では SD の成因に関して神経系の病変を想定する立場から，従来の報告に
基づいて SD の成因に関する知見を概説する。

　SD はかつて Spastic dysphonia と呼ばれていたが，現在では一般に
Spasmodic dysphonia が用いられている。Spasmodic dysphonia という用
語は，1960年代以降に SD 患者における神経学的異常所見が相次いで報告
されるなかでAronsonら[2]が提唱したものである。Aronsonらは，Spastic
（痙性）は皮質球路あるいは皮質脊髄路（錐体路）疾患を指す用語である
が，SDにはむしろ錐体外路障害を示唆する症候が認められたことを理由に
あげている。Aronson らが注目したのは，SD が高頻度に声のふるえ
（tremor）を伴うことであった。彼らは，音声振戦症（Essential voice
tremor）とほぼ同じ5 Hz前後の周期をもったふるえを呈し，ふるえの頂点
で声の途切れを生じる内転型SD症例を示し，少なくとも内転型SDの一部
は音声振戦症類縁の疾患であるとの見解を述べている[3]。音声振戦症は病
因不明の，時に家族性に出現する神経疾患であり，病変部位は不明ながら
従来の報告では錐体外路系が示唆されている。しかし，SDにおける声のふ
るえと音声振戦症とが同一の病態によるものであるか否かについて確証は
得られておらず，SD と音声振戦症との関連を重視する考えには異論もあ
る。たとえば Brin らは，SD 患者の声のふるえには非律動的なものが含ま
れ，高い声で話す時に軽減するなどの特徴がみられることから，音声振戦
症におけるそれとは異質なものであると主張している[4]。

　喉頭筋の痙攣様異常運動に関して，筋電図所見上，内転型SDでは甲状披

裂筋をはじめとする内転筋群に，外転型SDでは輪状甲状筋や後輪状披裂筋に，痙攣様発声に対応した高度の活動上昇や，いわゆる群発性発射が認められる。これらの異常所見によってSDの病態を十分に説明することは困難であるが，筋電図学的手法による報告において注目されるのは，反回神経の機能ブロックやボツリヌストキシン声帯内注射を施行して一側の喉頭麻痺を起こすと，同側のみならず対側の喉頭筋においても異常所見が減少ないし消失することである[5)6)]。このような事実からは，この疾患の起源が少なくとも喉頭筋やそれを支配する末梢神経ではなく，より上位の中枢にあることが示唆される。

　また，Robeら[7)]は10名のSD患者のうち9名に脳波所見上異常が認められたこと，4名に神経疾患の家族歴があり8名に何らかの神経障害の既往があったこと，さらに神経学的検査から全例に中枢神経疾患を示唆する症候が認められたことを報告した。1960年に発表されたこの報告は，その後，多くの研究者がSDの神経学的側面に着目しこれを検証する流れの発端となった。しかし，Aronsonらは，22例のSD症例中17例の脳波所見は正常であり，しかも認められたのはいずれもわずかな異常のみであったと報告しており[8)]，脳波所見に関するその後の報告は必ずしもRobeらの報告を支持するものばかりではなかった。現在までSDに皮質レベルの障害があるか否か，あるいは脳波異常がSDの本態に関連する所見であるか否かに関して確証は得られていない。

　さらに，SD患者の聴性脳幹反応（ABR）や喉頭長潜時反応（laryngeal long latency response）における異常所見も報告されており，脳幹の異常が示唆されている[9)-11)]。画像的手法によってSDの病変を検索する試みもあるが，報告された異常所見は必ずしも特定の部位を示していない。たとえばSchaeferら[12)]の核磁気共鳴画像（MRI）による研究では，19例中6例に異常所見が認められたが，それぞれの症例における病変は基底核，側脳室前角の近傍，松果体に認められたほか，散在性の脱髄病変を示す症例もあ

り，様々であった。

　以上，SDの神経学的異常に関する数多くの報告の中からその一部を示した。いずれの異常所見がこの疾患の本態にもっとも深く関連するのかは明らかとなっていないが，少なくとも現在では，SDを神経疾患と考えることに関しては大多数の研究者の見解が一致しているといえる。しかし，かつては心因を重視する立場が明らかに優勢であった。

　Luchsinger[13] によればSDが初めて文献上にみられるのは1871年である。この時Traubeによって心因性疾患として記載されてからの約100年間，SDに関する報告では発症が離婚や近親者の死，重大な事故といった出来事の直後，あるいはこれらと同時である例が少なくないことや，音声症状が精神的緊張や情緒の変化によって変動したり，裏声や笑い声などでは著しく軽減することなどが示され，SDの心理的側面が強調された[14)15)]。しかし，誘因と考えられる出来事と発症との因果関係や，精神的緊張や情緒の変化と症状の対応についての客観的記述は乏しく，数少ない系統的心理検査の結果からも心理的要因が明らかにSDの発症に関連していることは示されていない[16)]。かつてSDが心因性疾患であると考えられた背景には，SDの特異な音声症状自体が聞き手に異様な印象を与えかねないことや，他人にも模倣し得る症状であること，あるいは一般的な耳鼻咽喉科学的検査では喉頭の痙攣様異常運動を観察することが困難であったことなどがあるのではないかと考えられる。

　SDの成因に関して心因を想定した立場からの報告は，近年ではほとんどみられない。しかし臨床上，SDと区別しがたい症状を示しながら音声症状が心理的あるいは情緒的要因の変化に伴って極端に変動する症例を経験することがある。しかも1960年代以前のHeaver[17)] やBloch[14)] の報告にある症例と同様に，このような症例は時として，完全に症状が消失し正常な音声を回復する時期があるという際立った特徴を示すのみならず，一般にSDに対しては効果があまり期待できないと考えられている心理治療や音声治療

表1　痙攣性発声障害89症例の型別・性別人数

性別＼型	内転型 SD	外転型 SD	計
男性	17	6	23
女性	62	4	66
計	79	10	89

（東京大学医学部付属病院耳鼻咽喉科音声外来, 1994年1月-2000年7月）

が有効なことがある。こうした経過ないし治療効果を考慮すれば，このような症例はやはり機能性発声障害あるいは心因性発声障害と考え，SDとは区別されるべきであろう。疾患の本態が不明であるSDを症候ないし症候群ととらえ，病因の異なる複数の型に分類する立場に立てば，心因性SDという概念が存在することになる[18]。しかし，現時点では選択すべき治療法や予後が明らかに違う音声障害を，SDという一つの概念のなかに含めることにそれほど大きな利点があるとは思われない。

痙攣性発声障害の症状

　SDは臨床上，決して多くみられる疾患ではない。1994年1月から2000年7月までの6年7ヵ月間に，東京大学医学部付属病院耳鼻咽喉科音声外来を訪れたSD患者は89例（男性：23例，女性：66例）であった。患者数は最近20年の間，増加傾向にあるが，これは1970年代以降に外科的治療やボツリヌストキシン声帯内注射など，有効な治療法が開発されたことに伴い，専門家の間でこの疾患に対する関心が高まったことによると考えられる。

　文献的にはSDの発症には性差がないとするものと女性に多いとするものがあるが[18]，表1に示すように，我々の例では男女比は1：3（男性23例：女性66例）で女性に多かった。また，SDは通常，内転型と外転型の二つのタイプに分類され外転型は内転型に比べて少ないことが知られている

14

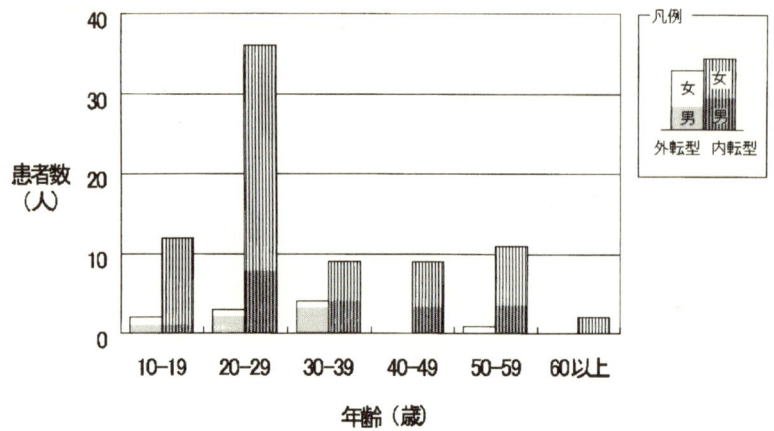

図1　痙攣性発声障害89症例の発症時の年齢分布（型別・性別）

が, 89例のうち内転型は79例, 外転型は10例であった。型別に男女比をみる
と, 内転型では 1：3.6（男性17例：女性62例）, 外転型では 3：2（男性 6 例：
女性 4 例）であった。型別に性差をみると, 内転型は女性に多く外転型は
男性に多い傾向がみられるが, 外転型は10例と少ないので性差に関して確
定的なことはいえない。発症時の年齢分布は図 1 に示すように, 内転型で
は20代と50代にピークを持つ二峰性を示し, 外転型では30代にピークが認
められた。10代, 20代, 30代での発症例がそれぞれ14例, 39例, 13例であ
り, 30代までの若年発症例が全体の74.2%（66例/89例中）と高率であるの
が特徴的であった（表 2）。 発症時の年齢の平均は30.9歳であった。
　以下に内転型SDと外転型SDの自覚症状, 音声所見および喉頭所見につ
いて述べる。

1．内転型痙攣性発声障害（Adductor spasmodic dysphonia）

A．自覚症状
声が「出ない」あるいは「つまる」という訴えとともに, 「ふるえる」と

表 2　痙攣性発声障害89症例の発症時年齢（型別）

型 ＼ 年齢（歳）	外転型 SD	内転型 SD	計
10-19	2	12	14
20-29	3	36	39
30-39	4	9	13
40-49	0	9	9
50-59	1	11	12
60以上	0	2	2
計	10	79	89

（東京大学医学部付属病院耳鼻咽喉科音声外来，1994年 1 月-2000年 7 月）

表 3　痙攣性発声障害89症例の主訴（型別）

型 ＼ 主訴	内転型 SD （79例）	外転型 SD （10例）
出ない	66例（83.5%）	7 例（70%）
ふるえる	58例（73.4%）	—
つまる	52例（65.8%）	—
嗄れる	14例（17.2%）	4 例（40%）
苦しい	11例（13.9%）	1 例（10%）
途切れる	10例（12.7%）	—
その他	38例（48.1%）	5 例（50%）

（東京大学医学部付属病院耳鼻咽喉科音声外来，1994年 1 月-2000年 7 月）

いう訴えが多くみられ，このほかに声が「嗄れる」，話す時に「苦しい」，あるいは声が「途切れる」「かすれる」「低くなった」などの訴えもみられる（表 3）。また，患者はこれらの音声症状が電話による会話時，あるいは精神的緊張や身体的疲労に伴って悪化することを自覚していることが多い。誘因なく発症し，1 年から 2 年間増悪した後に症状が安定するのが典型的な経過である。通常，症状の程度に多少の変動はみられるが，極端に大きな変動を示し症状が完全に消失し正常音声を回復した時期がある症例

では，機能性発声障害あるいは心因性発声障害との鑑別が必要である。な
お問診上，発症時もしくは発症に先立って上気道炎に罹患した患者が79例
中15例（19%）あり，友人の死，父親の死，離婚，仕事や人間関係のスト
レスを発症の誘因であると考えている患者が8例（10%）あった。

B. 音声所見

　会話時に，圧迫性あるいは努力性の発声や声の途切れがみられること，
しかもこれらの音声症状が断続的に，かつ非律動的に出現することが最も
基本的な音声所見である。これらの症状に声のふるえ（tremor）を伴うこ
とも多く，我々の内転型SD症例では79例のうち27例（34%）が声のふるえ
を伴っていた。また，声の大きさが低下したり，その結果として発話の明
瞭度が低下することもある。音声症状は母音の持続発声や裏声，笑い声，
泣き声，歌声など，話しことばと異なる発声課題では軽減ないし消失する
ことが多い。軽症例では，患者の訴えにもかかわらず診察場面で上記のよ
うな特徴的な音声所見が認められないことがあるが，このような場合は大
きい声で話す，あるいは速く話すように指示すると症状がより明らかにな
る。重症例ではほとんど声が出ない患者もおり，時に音声症状の出現を回
避したり症状を目立たなくするために，患者が発話に際してみずから様々
の工夫を凝らすこともある。たとえば，ささやき声や吸気発声，あるいは
気息性の声で話すなどがみられるが，この結果，典型的な圧迫性あるいは
努力性の発声や声の途切れなどの症状が覆い隠され，適切な評価と診断が
妨げられるばかりでなく，聞き手に奇異な印象を与えることがある。しか
し，患者に自然に声を出して話すように指示すれば本来の症状が明らかに
なる。

　なお，局所麻酔剤を用いて反回神経の伝達麻酔を行うことにより痙攣様
発声が消失すれば，外科的治療やボツリヌストキシン声帯内注射の適応を
判断するのに役立ち，また診断の一助ともなる。手技としては1%キシロ

カイン 1 mlを経皮的に輪状甲状関節近傍に注入する。注射後，間接喉頭鏡により観察すると，注射側の声帯運動が制限され一側反回神経麻痺様の所見を呈するのに伴い，痙攣様発声が軽快していくことが確かめられる。

C．喉頭所見

喉頭筋の麻痺や器質性疾患は認められない。軟性ファイバースコープにより喉頭を観察すると，会話時に声の異常に同期した痙攣様運動による声帯の強い内転，披裂部の過内転，声帯の前後径の短縮などが認められる。この異常運動は安静時には認められず，また母音持続発声時には認められないことが多い。声帯と同時に仮声帯も内転し，喉頭が閉塞したような所見を呈する例や，軟口蓋や咽頭側壁にも声の異常と同期した痙攣様の異常運動がみられる例もある。声帯，あるいは声門の上部構造を含めた喉頭全体に律動的なふるえがみられることも珍しくない。

2．外転型痙攣性発声障害（Abductor spasmodic dysphonia）

A．自覚症状

患者は声が「出ない」「嗄れる」あるいは「声にならない」「声がはっきり出ない」などと訴える。電話での会話や精神的緊張に伴って症状が悪化することを自覚している患者が比較的多い点は，内転型と同様である。

B．音声所見

会話中に，無声化や無声子音における子音の伸張などが認められる。軽症例では明らかな無声化は起こらないこともあるが，不随意に生じる声帯の外転運動に同期して声が小さくなったり，気息性嗄声を示すことがある。症状は無声子音を含む音節に多く出現するといわれているが，それ以外の音節にも出現する。内転型と同じくふるえを伴うことがあり，このような場合には声の大きさや高さが変動したり，ふるえに同期して気息性が出現

する。

C. 喉頭所見

会話時の喉頭を軟性ファイバースコープにより観察すると声帯が不随意に外転することが観察される。この動きはパ行，タ行，カ行，ハ行音など無声子音で始まる音節を繰り返し発話させるとより明瞭になり，無声子音に一致して声帯の強い外転が起き，それが長引いて後続母音に対応する声帯の内転の開始が遅れることが観察される。

3. 鑑別診断

痙攣性発声障害の診断では，音声振戦症や機能性発声障害あるいは心因性発声障害との鑑別診断が必要である。

A. 音声振戦症（Essential voice tremor）

音声振戦症は1秒間に4，5回前後の律動的な筋収縮が，喉頭筋群を中心とした声道全体に起きる疾患である。時に手，腕，下顎，頭など身体の他の一部に同期して異常運動が起きることもある。家族性のものもあり，また加齢に伴って発症することもあるが，病因，および病理は不明である。喉頭筋群の振戦により，声の大きさや高さが律動的に変動し，聴覚的には声がふるえているように聞こえる。特定の音域でのみ声のふるえが認められる場合もある。時に各々のふるえの頂点で声の途切れが出現するために，内転型SDと紛らわしいことがあるが，母音持続発声を行わせると律動的なふるえがより明瞭となることや，裏声においても症状の改善がみられないことなどから鑑別可能である。

B. 機能性発声障害あるいは心因性発声障害

SDと類似の臨床症状を示す患者の中で，問診上，発症に関連する心因の

存在が強く疑われたり，緊張や情緒の変化に伴って音声症状に極端な変動がみられる場合，特に発症後の経過において症状が完全に消失し正常音声に回復した時期がある場合は，機能性発声障害あるいは心因性発声障害との鑑別が必要である。こうした症例では，典型的なSDとは異なり心理治療や音声治療が有効なことがあるので，これらを診断目的で行うとともに，同様の目的で精神安定剤の投与を行うこともある。

C. その他の疾患

上記のほかに鑑別が必要な疾患には，喉頭ミオクローヌス，仮性球麻痺による過緊張性発声障害，吃音などがある。

文　献

1) Blitzer, A., Brin, M.F., Stewart, C.F. : Botulinum toxin management of spasmodic dysphonia (laryngeal dystonia) : a 12-year experience in more than 900 patients. Laryngoscope, 108:1435-1441, 1998.

2) Aronson, A.E., Brown, J.R., Litin, E.M. et al. : Spastic Dysphonia Ⅱ. Comparison with essential (voice) tremor and other neurologic and psychogenic dysphonia. Journal of Speech Hearing Disorders, 33:219-231, 1968.

3) Aronson, A.E., Hartman, D.E. : Adductor spastic dysphonia as a sign of essential (voice) tremor. Journal of Speech Hearing Disorders, 46:52-58, 1981.

4) Brin, M.F., Fahn, S., Blitzer, A. et al. : Movement disorders of the larynx. in Neurologic disorders of the larynx (edited by Blitzer, A., Brin, M.F., Sasaki, C.T. et al.), Thieme, New York, pp.248-278, 1992.

5) Ludlow, C.L., Hallet, M., Sedry, S.E. et al. : The pathophysiology of spasmodic dysphonia and its modification by botulinum toxin. in Motor Disturbances. (edited by Barardelli, A., Benecke, R., Manfredi, M. et al.), Academic, Orlando, p.274, 1990.

6) Shipp, T., Izdebski, K., Reed, C. et al. : Intrinsic laryngeal muscle activity in a spastic dysphonic patient. Journal of Speech Hearing Disorders, 50:54-59,1985.

7) Robe, E., Brumik, J., Moore, P. : A study of spastic dysphonia (neurologic and electroencephalic abnormalities). Laryngoscope, 70:219-245, 1960.

8) Aronson, A.E., Brown, J.R., Litin, E.M. et al. : Spastic dysphonia : neurological and psychiatric aspects. Journal of Speech Hearing Disorders, 33:203-218,1968.

9) Finitzo-Hieber, T., Freeman, F.J., Gerling, L.J. et al. : Auditory brainstem response abnormalities in adductor spasmodic dysphonia. American Journal of Otolaryngology, 3:26-30, 1982.

10) Delayiannis, F.W., Gillespie, M., Bielamowicz, S. et al. : Laryngeal long latency response conditioning in abductor spasmodic dysphonia. Annals of Otology, Rhinology and Laryngology, 108:612-619,1999.

11) Ludlow, C.L., Schulz, G.M., Yamashita, T. et al. : Abnormalities in long latency responses to superior laryngeal nerve stimulation in adductor spasmodic dysphonia. Annals of Otology, Rhinology and Laryngology, 104:928-935,1995.

12) Schaefer, S., Freeman, F., Finitzo, T. et al. : Magnetic resonance imaging findings and correlations in spasmodic dysphonia patients. Annals of Otology, Rhinology and Laryngology, 94:595-601,1985.

13) Luchsinger, R. and Arnold, G.E. : Voice - Speech - Language. Clinical communicology. : Its physiology and pathology. Wadsworth, Belmont, pp.328-333, 1967.

14) Bloch, P. : Neuro-psychiatric aspects of spastic dysphonia. Folia Phoniatrica, 17:301-364, 1965.

15) Brodnitz, F. : Spastic dysphonia. Annals of Otolaryngology, 85:210-214,1976.

16) Aronson, A.E., Brown, J.R., Litin, E.M. et al. : Spastic Dysphonia I . Voice, neurologic, and psychiatric aspects. Journal of Speech Hearing Disorders, 33:203-218,1968.

17) Heaver, L. : Spastic dysphonia : II . Psychiatric considerations. Logos, 2:15-24,1959.

18) Aronson, A.E. : Adductor spastic dysphonia. in Clinical voice disorders. Thieme, New York, pp.157-185, 1985.

2 痙攣性発声障害の音声評価

牧山 清 熊田政信 小林武夫

はじめに

Traube[1] の報告以来，痙攣性発声障害（SD）に関する論文が多く発表されている。Arnold[2] は1959年に発表した論文の中で，表1のような特徴を持つ疾患をSDと定義している。メーヨクリニックのAronsonは1973年に出版された Clinical voice disorders[3] の中で，この疾患群を，内転型，外転型，混合型に分類し，系統立てて発表した。これらのSDに対する定義や概念は現在でもSDの診断の参考にされている。SDを客観的に評価しようとする試みは1970年代から行われており，Wolfe[4]，Zwitman[5]，Cannito[6]，Izdebski[7]，Ludlow[8]，Aronson[3]，Hartman[9] らは音響分析手法を用いた報告を行った。また，Merson[10]，Aronson[11]，Hartman[12]，Davis[13]，Ludlow[14] らは発声機能についての検討を行った。彼らの研究により音響学的な，または発声機能検査上でのSDの特徴が明らかになった。

1980年代から米国内の複数の施設で，ボツリヌストキシン声帯筋内注入術が行われるようになった。当初，この治療はパイロットスタディーとして行われたために，治療効果を判定する客観的な評価，すなわち重症度評価が必要になってきた。われわれも同じ理由により，重症度評価を目的と

表1　Arnoldによる痙攣性発声障害の特徴

1. A voice that is variably squeezed, strained, choked, staccato, stuttering-like, jerky, grunting, groaning, effortful, pinched, grating and has periodic breaks in phonation. It has a tendency to be monopitched and reduced in loudness, and vowels are initiated with hard glottal attacks.
2. The abnormal voice occurs only during voluntary phonation for communication purpose and not during singing, vowel prolongation, laughing, or crying.
3. The abnormal voice is the effect of hyperadduction of the true and false vocal folds.
4. The disorder is caused by psychoneurosis from either occupational stress or emotional trauma, such as family conflicts, accidents, terrifying events, or accumulated frustrations.

Arnold GE. : Spastic dysphonia.[2] より抜粋

してSDに適した定量的な評価法について，いくつかの方法を考案してきた。

聴覚的重症度評価法

　駿河台日本大学病院の耳鼻咽喉科音声喉頭外来には，年に数人のSD患者が新患として来院する。東京大学耳鼻咽喉科音声外来や帝京大学市原病院耳鼻咽喉科では協力してボツリヌストキシン声帯筋内注入術を行っているために，年間数十人のSD患者の経過を追っている。このような音声専門外来を担当している医師やSTにとって，SD患者の重症度を聴覚的に判定することは比較的簡単である。本研究を行うにあたり，日本大学の音声喉頭外来の担当医3人による5段階の聴覚心理的重症度評価を行い，検者間の差について検討した。その結果，検者間で生じる差は1段階以下であった。この結果は，声帯ポリープや声帯結節などに対するGRBAS評価のGradeの評点における検者間の差と同程度であった。本研究では，熊田らの考案したモーラ法による評価，牧山らが試みた音響学的・空気力学的評価，そして

共同で行った患者の自覚的重症度評価案について検討を加えた。各評価の有用性については，前述した聴覚的重症度評価との間に適合性があるか否かで判定した。

研究1 モーラ法による評価

1．モーラ法について

疾患の診断の際に，あるいは治療法の効果を記述する際には客観的評価法が不可欠である[15]。我々はSDの評価法の一つとしてモーラ法を提案している。これは，患者の朗読文中において，SDに起因すると思われる症状の出現したモーラ数をもって重症度を表す方法である[16]。モーラとは，日本語における「拍」のことで，各モーラは等時的（時間的に等価）である。基本的には「（子音＋）母音」の構造を持つが，例外として，母音を持たない撥音「ん」や，音そのものにかける促音「っ」がある。つまり，五十音表中に表れる各要素とほぼ考えてよい。このようにモーラは，日本語発話の時間的かつ音韻的な一つの単位である。したがって，症状の出現したモーラを数えるモーラ法は，患者の発話の達成度の客観的な指標の一つになると我々は考えている。

2．方　　法

モーラ法は，SDに起因すると思われる症状が出現したモーラ数の割合を，朗読文中において求める方法であるが，SDに起因すると思われる症状としては次のものがある。すなわち，声質の障害として圧迫性努力性の発声，声のとぎれ，気息性の発声等。音韻上の障害として有声音の無声化，母音や子音の脱落等。流暢性の障害として難発，反復，不適切に長く持続する音等である。なお，難発については便宜上，後続のモーラの障害とし

表2　モーラ法の定義

患者の朗読文中，痙攣性発声障害に起因すると思われる下記症状の出現したモーラ数により，重症度を評価する。
　　音質レベルの障害：　圧迫性努力性の発声，声のとぎれ等
　　音韻レベルの障害：　有声音や母音の無声化，音素の脱落等
　　流暢性のレベルの障害：　難発，反復，不適切に長い音素等

(注：難発は，後続モーラの障害とする)
熊田ら(1997)[16] より改

表3　モーラ法において用いられる朗読文『ジャックと豆の木』

　<u>むかしあるところにジャックというおとこのこがいました。</u>ジャックのうちはびんぼうでしたので，ジャックはがっこうへいくこともできませんでした。…以下略

(実際に評価したのは下線部分の25モーラである)

て数える（表2）[16]。朗読文として我々は『ジャックと豆の木』を用いているが，実際に評価に用いるのはそのうち冒頭の，「むかしあるところに，ジャックというおとこのこがいました。」という25モーラ文である（表3）。

　録音は防音室にて DAT tape を用いて行うのが好ましい。評価者は録音資料を3回繰り返し聴いて，症状が出現したと判断したモーラに記録用紙上で印をつける。評価者は一人でもよい。評価者が複数のときは，過半数の評価者によって印が付いたモーラを数える。ここに取り上げる対象は，1991年5月より94年6月までの間に東京大学付属病院耳鼻咽喉科音声外来を受診し，SDの確定診断をうけた患者で，ボツリヌストキシン声帯筋内注入術を行った15名のうち，初回注射前後の録音資料のある10名（男女比は2対8，注射時年齢20から71歳，平均35.5歳）の37録音（各患者あたり2から7録音）である。

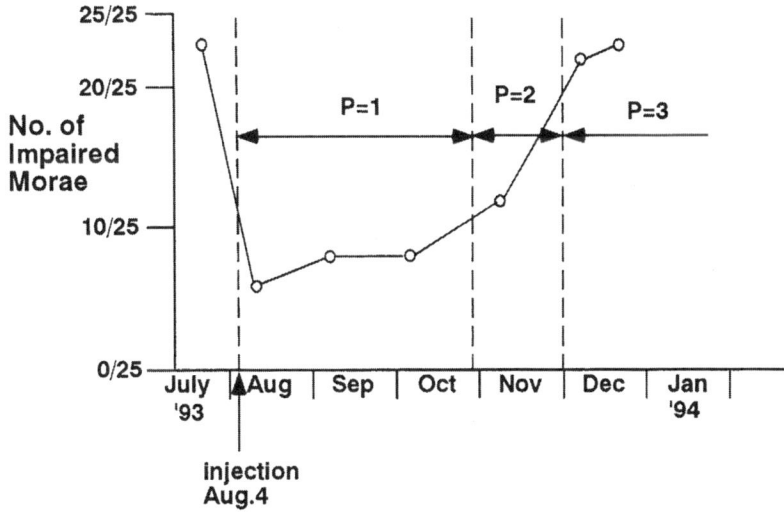

図1　ボツリヌストキシン声帯筋内注入術前後のモーラ法による値（No. of Impaired Morae）の推移：39歳女性の例（熊田ら[16]より改）。P＝0‐3：患者自身による主観的評価（P＝0：症状なし，P＝1：注射前より非常によい，P＝2：注射前より少しよい，P＝3：注射前と変化なし）。

3．モーラ法を用いた評価の具体例

1．ボツリヌストキシン声帯筋内注入術の症状の変化．

　図1に，ボツリヌストキシン声帯筋内注入術[14],[17-21]後の症状の変化の具体例を示す[16]。患者は39歳の女性で，注射後約3ヵ月間効果が持続した例であり，ほぼ典型的な経過を示した1例といえよう。注射前，モーラ法による評価値（M）は19/25であったが，8月4日注射後，8月9日には6/25まで減少した。その後しばらくほぼ横ばいであったが，11月に12/25と増加し，12月には22‐23/25と，注射前とほぼ同様にまで戻っている。

　図中のPは患者自身による主観的評価を表している。注射前と比較して，

　　P＝3：変化なし。

　　P＝2：少しつまりが減った。少し楽にしゃべれるようになった。

　　P＝1：かなりつまりが減った。かなり楽にしゃべれるようになった。

　　P＝0：まったくつまりがなくなった。

という4段階評価法による値である[16]。この患者自身の主観的評価Pの推移とモーラ法による評価値Mの増減はよく呼応している。

2．医師による聴覚印象的重症度評価（D）との比較

　モーラ法による値と，録音日同日の外来においての医師による聴覚印象的重症度評価を比較してみよう。後者においては次のような4段階評価法を用いた。すなわち，外来診察中の患者の自由会話においてその発話が，

　　D＝3：ひどく障害されている。

　　D＝2：中等度の障害がみられる。

　　D＝1：わずかに，あるいは軽度の障害がみられる。

　　D＝0：まったく障害がみられない。

という評価を，カルテに記入した。評価は患者が外来を訪れるたびに行われ，その患者の診察を担当した2名から4名の複数の医師のディスカッションにより決められた[16]。図2に，医師による聴覚印象的重症度評価Dの各スケールごとの，モーラ法による評価値Mを示す。Dが大きくなるほど，Mも大きくなる傾向がみられた[17]。

4．考　　察

　具体例に示したごとく，モーラ法は，「聞き手」「話し手」両者の評価を同時に反映した簡便な客観的評価法である。その有用性の理由の一つとしては，モーラの持つ等時性が挙げられると思われる。すなわち，各モーラは心理的に等時的であるため，障害されたモーラの割合は，発話における「時間的心理量としての障害の割合」を表していると考えられる。そして，「聞き手」「話し手」両者の主観的評価において，この「時間的心理量としての障害の割合」が強く反映していると我々は考えている[19]。これに関し

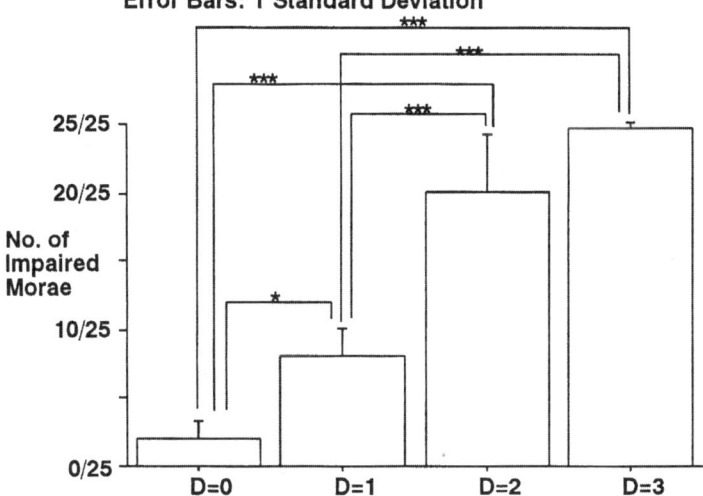

Error Bars: 1 Standard Deviation

図2　医師による主観的4段階重症度評価法の各段階におけるモーラ法による値（No. of Impaired Morae）の平均（熊田ら[16]より改）。D＝0-3：患者自身による主観的重症度評価（D＝0：症状なし，D＝1：軽度，D＝2：中等度，D＝3：重度），＊：$p < 0.05$，＊＊＊：$p < 0.001$。

ては，次の「5．音節法」も参照していただきたい。

　なお，SDの症状は，決してモーラを単位に出現するわけではない。前述したように，流暢性といった超分節的な面も障害する。あくまでも患者の発話の「達成度」を客観的にしかも簡便に示すことを目的として，我々はこのモーラ法を用いたのである。モーラ法の発話資料としては，患者間・患者内の比較を可能にすべく同一の朗読文を用いる。朗読文中，実際に評価するのは，外来レベルでも可能な簡便な作業にすべく，25モーラ程度の短いものがよいであろう。

5．音節法──英語話者のSD患者の評価法[22]

　英語においては，音素に次ぐ最小の単位は音節である。そこで，英語話者のSDの重症度評価として我々は，モーラ法とパラレルなものとしての

表4　音節法において用いられる朗読文

Bobs made Dad grab them dogs.
Lee made James ask who wrote Roots.
Ma made Moe lay nine more there.
Pa cut cakes two weeks straight.

Monosyllabic Full-Stressed Sentences for "Syllable Method,"
modified from Kumada et al. (1999)

「音節法」を提案している[26]。基本的にはモーラ法と同様，朗読文を用いて評価する。しかし，英語発話における音節には，日本語発話におけるモーラのような等時性はない。むしろ英語は，Stress-Timed Rhythm（各ストレスの間隔が等時的）である。そこで，音節法のタスクとしては，各音節がモーラのような等時性を備えた Monosyllabic Full-Stressed Sentences（すべての音節にストレスがおかれている文）を提案している（表4）[23]。

研究2　音響分析および空気力学的発声機能検査での評価

1．方　法

1．流暢性の検討

Silverman[24] はSDをacquired fluency disordersと呼んだ。また，SDの症状の特徴としてantithetical to fluency, delayedといった言葉が使われている[25]。これらは我々の言う流暢性の障害である。駿河台日本大学病院を受診した内転型SD患者15人について，DATに録音しておいた患者音声サンプルを利用して，流暢性を反映するパラメーターについて検討した。

（1）朗読時間

『ジャックと豆の木』の冒頭の文章を読み終えるのに要した時間を測定した。この音声サンプルを録音する際には，楽な声の大きさ，高さで朗読さ

せ，読むスピードに関しては特別な指示を与えなかった。

（2）無音区間

　Mac-PC用音響分析ソフトSound Scopeを用いて，『ジャックと豆の木』の冒頭の文章の朗読中に，声が途切れて無信号となった時間の合計を計算した。

（3）無音区間比

　朗読時間に対する無音区間の比率を計算した。

2．非周期的な変動の検討

　SDでは発声時に，声門および声門上部構造の非周期的な過内転または絞厄運動が観察され[2),3)]，discoordinated，interruptedなどと表現される症状が出現する[25)]。一定した持続発声は困難である。この特徴についての評価を行った。

（1）音響分析

　声帯振動周期のゆらぎを反映するパラメーターであるJitter，振幅のゆらぎを反映するパラメーターであるShimmer，雑音成分比を表すSignal to Noise Ratio（SNR）について検討した。さらに声の高さの全体的な変動について，基本周波数標準偏差値（STD-F0）を測定することで検討した。音声サンプルの中から持続発声母音「イ」をSound Scopeで読み込み，発声開始0.5秒後より0.5秒間について計算を行った。

（2）呼気流量の変動

　持続発声中の呼気流量の標準偏差値（STD-Flow）について検討した。Mac-PCを用いた永島製発声機能検査装置PS77Eによる発声機能検査で，1秒間の呼気流量を0.1秒ごとに測定し，その標準偏差値を計算した。

3．モーラ法および医師による聴覚的重症度評価との比較

　各検査結果を，モーラ法および医師による聴覚的重症度評価と比較する

ことで各評価法の有用性を検討した。モーラ法は3人の音声外来担当医で行い，聴覚的重症度は3または4人の担当医がそれぞれ評価した。持続発声母音，文章朗読，自由会話の録音されている患者用DATテープを再生しながら評点を行った。モーラ法は「研究1」と同じ文章で行い，必要なら何回でもテープを再生して判定した。軽症の例では「研究1」と同様に3回のテープ再生で評点が可能であったが，異常モーラ数の多い例では10回以上も再生してようやく判定に至る場合もあった。聴覚的重症度評価は「研究1」とは異なり，正常，軽症，中等度，重症およびきわめて重症の5段階評価を行った。国外での聴覚的評価報告では7段階評価を採用していることが多い[26-28]。まず7段階評価を試みたが，段階が多いと再現性が低くなり，検者間の差が大きくなった。また，「研究1」で採用した4段階評価を行ったところ，中等症と評価される例が多くなった。これらのことより，この「研究2」では5段階評価を採用した。モーラ法評価において検者間で結果に差が認められた時は，サンプルテープを再度聞き直して評価結果を統一した。最終的重症度評価点数は各検者の平均値を採用した。モーラ法の点数は間隔尺度であるが，重症度は順序尺度であるために，相関関係の検証にはSpearmanの順位相関法を用いた。したがってp値はすべてSpearman順位補正後のp値を表す。

2. 結　果

　図3は『ジャックと豆の木』の冒頭の文章のサウンドスペクトルグラフィーである。正常者に比較するとSD患者では，朗読中における音声信号が途切れている時間が長いのが読み取れる。朗読に要する時間も長かった。これらの結果はWolfe and Bacon[4]やZwitman[5]らが1970年代に報告したSDのサウンドスペクトルグラフィー上の特徴と一致する。図4はPS77Eによる発声機能検査結果である。SD患者の中には正常パターンを示す例もあったが，大部分の患者では非周期的な変動を示した。PS77Eによる検査

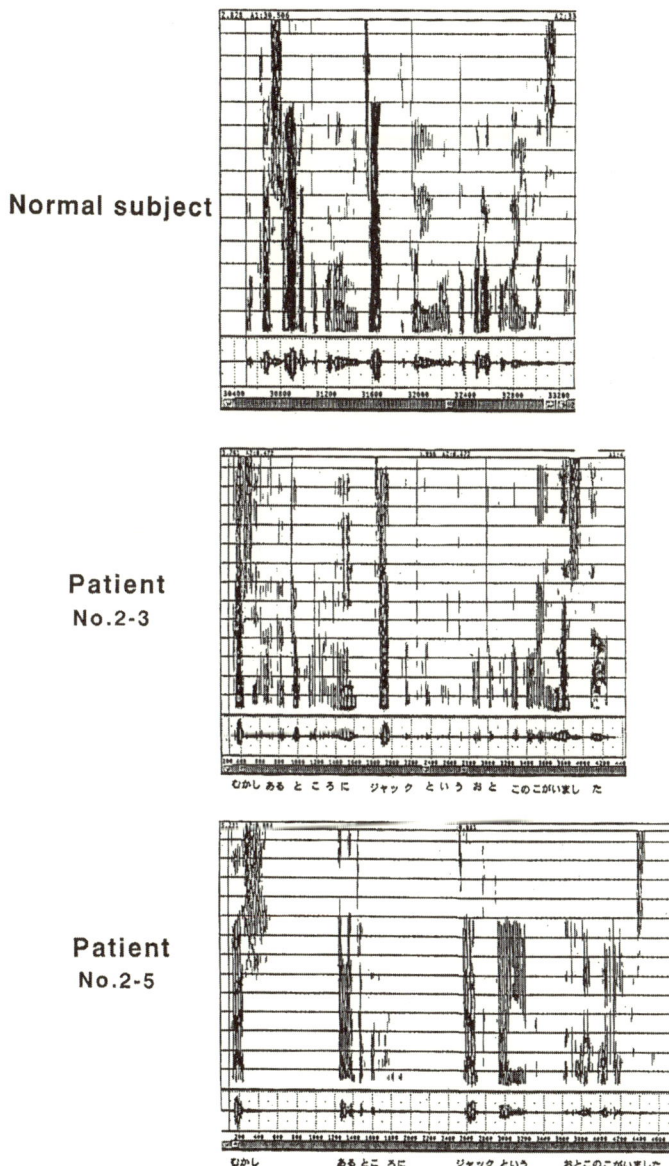

図3　『ジャックと豆の木』の冒頭の文章のサウンドスペクトルグラフィー。上より正常例，症例2-3，症例2-5。

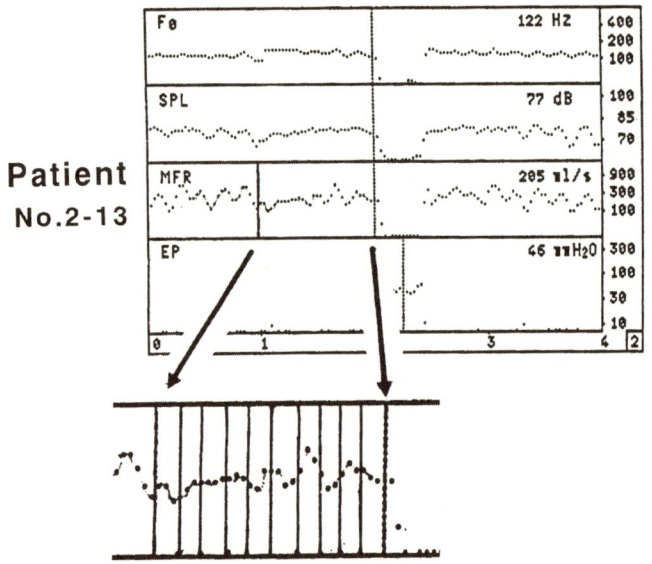

図4　PS77Eによる症例2-13の発声機能検査結果。基本周波数，音圧，呼気流率，特に呼気流率に非周期的な変動が認められる。

の中では基本周波数や音圧よりも呼気流率の方が変動が大きかった。

　表5に各症例の測定結果を示した。モーラ法は「研究1」で有用性が確認されたが，再確認のために今回評価した聴覚的重症度判定と比較した。図5は両者の関係をグラフにしたものである。Spearman の順位相関法を用いて両者の関係を検討した結果，p 値が0.0037となり相関関係が認められた。図6は聴覚的重症度結果と朗読時間，無音区間，無音区間比を比較したグラフである。同様に統計学的に検討したが，各検査結果と重症度の間に有意の関係はなかった。ただ，無音区間比の p 値は0.0602であり，危険率5％以上であるが，重症度との間に相関傾向があると推測できた。同様にモーラ法との関係を検討したが明らかな相関関係はなかった。図7は Jitter，Shimmer，SNR，STD-F0およびSTD-Flowと聴覚的重症度結果を比較したグラフである。Shimmer（p＝0.0085），SNR（p＝0.0019），STD-

表5　「研究2」の検査結果

症例	朗読時間	無音区間	無音区間比	Jitter	Shimmer	SNR	STD Fo	STD Flow	重症度	モーラ法
2-1	4.172	0.827	0.198	0.304	2.519	23.194	3.037	28.065	1.5	5
2-2	3.282	0.731	0.223	0.368	2.224	9.087	2.124	24.3	1.75	1
2-3	3.731	1.235	0.331	0.817	3.663	6.462	38.456	55.93	3	11
2-4	4.531	1.544	0.341	0.172	0.973	26.486	3.612	10.785	1.25	1
2-5	5.039	1.951	0.387	2.394	3.09	9.965	6.104	34.125	2.5	14
2-6	3.034	1.435	0.473	1.984	2.504	16.802	4.206	14.083	2.5	5
2-7	5.072	1.544	0.304	0.359	2.027	10.832	1.95	11.787	1.75	3
2-8	4.438	1.419	0.32	0.671	4.895	10.044	30.5	15.22	2	13
2-9	3.799	1.266	0.333	0.065	1.09	18.806	2.054	14.539	1	0
2-10	4.665	1.679	0.36	0.842	1.35	18.421	2.336	2.644	1.5	0
2-11	5.844	1.721	0.294	0.584	2.026	20.462	2.864	20.23	1.5	3
2-12	6.463	3.023	0.468	0.568	1.618	14.26	1.136	19.415	2	8
2-13	5.015	3.061	0.61	0.317	3.999	4.128	11.442	103.345	3	10
2-14	5.481	1.535	0.28	0.876	3.194	16.905	6.941	6.961	1.5	2
2-15	8.069	3.947	0.483	0.602	3.462	12.622	24.2	206.6	2	2

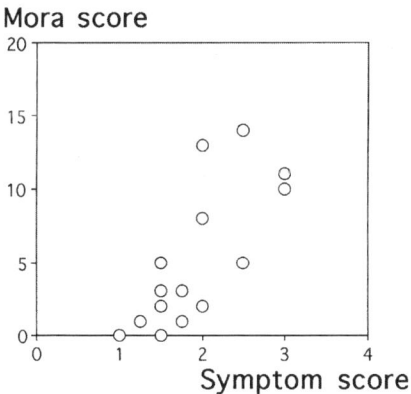

図5　「研究2」における聴覚的重症度と
モーラ法との関係。Spearman の順位補正後
のp値は0.037であり，危険率5％以下で相関
関係が認められた。

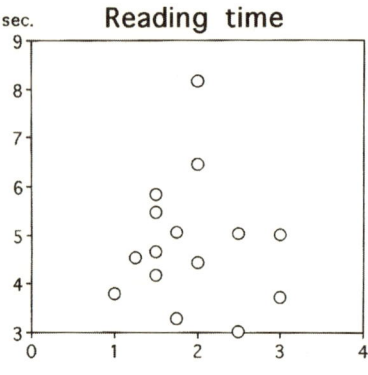

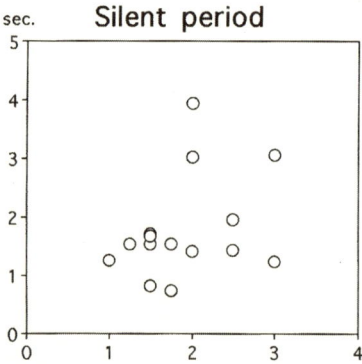

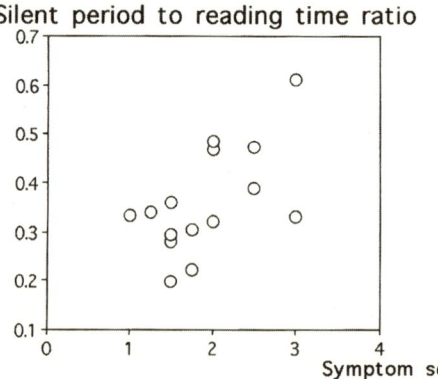

図6 聴覚的重症度と朗読時間（上），無音
区間（中），無音区間比（下）との関係。

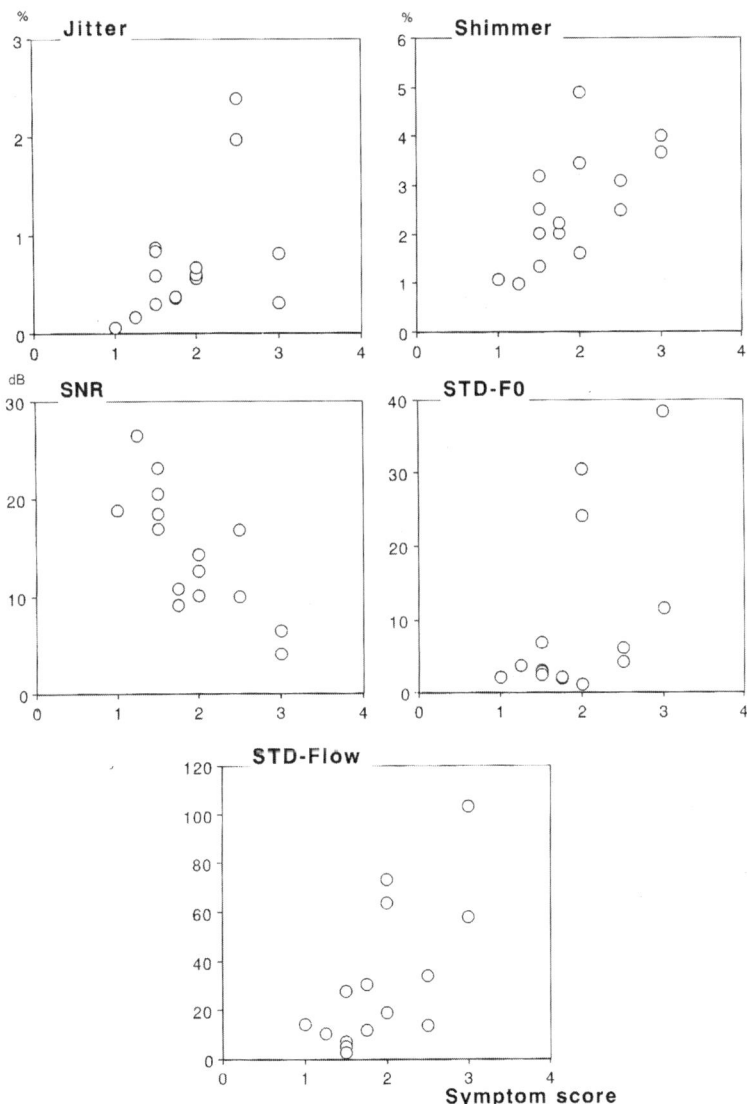

図7　聴覚的重症度と Jitter，Shimmer，SNR，STD-F0，STD-Flow との関係。
Shimmer，SNRは危険率1%以下で，STD-Flowは5%以下で重症度と相関関係が
認められた。

Flow（p＝0.0256）は重症度との間に相関関係が認められた。STD-F0は
p値が0.0513であり相関傾向が認められた。モーラ法との関係では，
Shimmer（p＝0.0121），SNR（p＝0.0413）と相関関係にあった。STD-
Flowはp値が0.0566であり相関傾向が認められた。

3. 考　察

　声帯ポリープ，声帯結節，反回神経麻痺などの音声障害患者の声の評価
法として音質評価と発声機能評価が汎用されている。Makiyamaら[15]は，
一般の音声障害患者に対して行われている声の検査法がSD患者の評価法
としても有用であるか否かについて検討した。米国人の内転型SDと外転型
SD患者を対象とし，Perceptual voice judgments，発声機能検査，音響分
析検査の結果について検討を行った。Perceptual voice judgments では，
SDに出現する複数の発話異常や言葉の異常の有無を検討した。その結果，
内転型SDと外転型SDそれぞれに特徴的なものと，両者に共通して認めら
れる症状が認められた。発声機能検査では各パラメーターの変動が大き
かったが，平均呼気流率については正常群との間に大きな差はなかった。
音響分析検査では女性内転型SD例のJitter，Shimmerが高く，SNRが低かっ
た。また，同じ母音発声でも持続発声よりも文章朗読中の方が音響パラ
メーターの値が悪化した。内転型よりも外転型の方が voice onset time が
長かった。このようにSDまたは内転型SDや外転型SDの定性的特徴は明ら
かにできたが，われわれが求める定量的な評価には至らなかった。

　今回の研究は，すでに記録されている音声サンプルを用いてSD患者の定
量的な評価を試みたものである。録音の際には読む速度に関して特別な指
示を与えなかった。このことが，朗読時間や無音区間の時間と聴覚的重症
度との間の関係が低かった理由の一つであろう。無音区間の比が有効と推
測されたことより，予め朗読速度に関して「できるだけ速く」といった指
示を与えておけば，朗読時間も有用な評価法になり得ると考えられる。ま

た，このような流暢性の障害を評価する方法として，より単純な単語の復唱や，数を数えるなどの方法も考えられる。たとえば，ある単語を一定時間内に何回復唱できるか，1から20までの数字を何秒でカウントできるかなどである。

SD患者の喉頭を観察すると，発声時に非周期的な過緊張運動が認められる。そこで基本周波数の変動率や呼気流量の変動率を検討した。STD-Flowでは重症度と相関関係が認められた。呼気流量は図4のようにSD患者では大きく変動するパラメーターの一つであり，非周期的な声帯の緊張状態，頸部の筋群や呼吸筋の過緊張状態などに影響される。STD-Flowが重症度と相関関係にあったという結果は，SD患者の持つ非周期性や不均一などの特徴が我々が感じる重症度という尺度に関係しており，STD-Flowはこの特徴を反映するパラメーターであるということを示唆している。

SD患者では持続発声母音のJitterやShimmerが高く，SNRが低いことはすでに報告されている[15]。今回の研究からはShimmerやSNRが重症度やモーラ法と相関関係にあるという結果が得られた。SD患者の発声の特徴からSNRが有効であることは理解できる。しかし，JitterやShimmerは細かいゆらぎを判定するパラメーターであり，SD患者の発声のように大きく変動する音声評価には不向きであると考えられる。それにもかかわらずShimmerが有効という結果が得られたことは興味深い。この結果には追試が必要であるが，ShimmerやSNRは音響分析ソフトを用いれば簡単に検査することが可能であり，臨床的にも有用なパラメーターとなり得る。

研究3 患者判定による主観的重症度評価

1．評価案の作成および方法

Arnold[2]は1959年に発表した論文の中で，SDはpsychoneurosisな疾患で

あると記載している（表1）。1970年以前はSDは心因性発声障害と考えられていたようである。AronsonはClinical voice disorders[3] の中で，SDの原因は psychogenic, neurologic, or of unknown etiology であると述べている。現在では neurologic な疾患群に含まれるといわれている。しかし，発症の様子を詳細に聞くと心因性と考えられる症例が存在する。駿河台日本大学病院を受診したAD-SD患者の中で，発症誘引として心因性と推測できた例が20例中5例あった。ただし，これらの例でも病因が心因性であるか否かは不明であり，一種の身体化表現とも考えられる。身体化表現とは精神科の分野で使われるが，ここでは他の原因による疾患が心因的なきっかけにより発症することを指す。発症のみならず症状の出現度合いも患者の精神的状態や発話環境に左右される。また，笑い声，ささやき声，歌声，叫び声などでは声が出しやすくなる[2),29)-33)]。このような理由により患者自身に重症度を判定させる場合には，どのような環境でどのような発声をしたかなど，会話をした時の状態について評価しなさいという指示を与える必要がある。そこで我々は患者自身による重症度評価案を作成する前に，「SDの会」の協力を得てどのような場面で会話に支障があるかについて会員の意見を聞いた。この意見を参考にして表6のような評価案を作成した。この案は日常生活の支障度と名づけ，受動的な会話，能動的な会話，電話での会話，返事などが含まれている。

　東京大学耳鼻科音声外来を受診したSD患者に日常生活の支障度の評価案を渡し，評点させた。同日録音した音声サンプルを用いて3人の医師と2人のSTにより重症度評価とモーラ法による評価を行った。重症度は「研究1」と同様に0から3の4段階評価法を採用した。重症度と支障度はいずれも順序尺度であるために相関関係の検証には「研究2」と同様にSpearmanの順位相関法を用いた。p値はすべてSpearman順位補正後のp値を表す。

表6　日常生活の支障度

0：まったく困ることはない，1：ほとんど困らない，2：時々困ることがある，3：しばしば困ることがある，4：常に困難である

A：面識のない人に道を聞かれた時　→（0，1，2，3，4）
B：喫茶店やファーストフード店で注文する時　→（0，1，2，3，4）
C：面識のない人から電話がかかってきた時　→（0，1，2，3，4）
D：面識のない人に電話をかける時　→（0，1，2，3，4）
E：家族と会話する時　→（0，1，2，3，4）
F：家族と電話で会話する時　→（0，1，2，3，4）
G：騒音の中，たとえば電車の中で会話する時　→（0，1，2，3，4）
H：「はい」「いいえ」のような返事をする時　→（0，1，2，3，4）
I：笑う時　→（0，1，2，3，4）
J：怒る時　→（0，1，2，3，4）
K：独り言を言うとき　→（0，1，2，3，4）
L：会議中の発言　→（0，1，2，3，4）

2．結　果

　表7に患者評価による日常生活の支障度，医師判定による重症度，モーラ法による評点結果を示す。日常生活の支障度の各質問項目の平均値を検討すると，質問Gが最も点数が高かった。質問B，D，Lの点数も高かった。逆に点数が低かったのは質問Kの独り言を言うときであった。また，質問Iの笑うときや質問Hの返事をするとき，質問Eの家族との会話の場合なども障害度は低かった。

　支障度について検討する前にモーラ法と重症度の関係を検討した。「研究1，2」と同様にモーラ法の点数が高い例では重症度のスコアーも高いという結果を得た。Spearman順位補正後のp値は0.0118であった。重症度と支障度との関係を検討した。支障度の項目B（p＝0.0044），D（p＝0.0270），F（p＝0.0283），A（p＝0.0352）と重症度との間に相関関係が認められた。逆に，両者の関係が低かったのはG，J，Iの項目であった。同様にモーラ

表7 「研究3」の検査結果

症例	日常生活の支障度												平均	重症度	モーラ法
	A	B	C	D	E	F	G	H	I	J	K	L			
3-1	2	3	3	3	2	2	3	3	0	3	1	3	2.33	2	19
3-2	1	3	1	3	1	1	3	2	0	2	0	4	1.75	2	10
3-3	3	3	4	4	1	2	3	1	1	1	0	4	2.25	2	6
3-4	2	2	3	3	2	3	3	2	0	3	0	4	2.25	3	25
3-5	2	2	3	3	2	2	4	1	0	2	0	3	2	0	0
3-6	4	4	3	3	2	2	4	1	0	0	0	4	2.25	3	25
3-7	0	1	0	0	0	0	4	0	4	4	1	3	1.33	0	1
3-8	1	1	0	0	0	0	3	0	3	—	0	0	0.73	0	2
3-9	1	1	1	1	0	1	2	0	0	1	1	1	0.83	1	0
3-10	1	3	2	3	2	2	4	0	0	2	0	3	1.83	1	25
3-11	2	2	2	3	1	1	3	3	0	1	0	1	1.58	1	1
3-12	1	1	1	1	1	1	1	1	0	0	0	1	0.75	0	0
平均	1.67	2.25	1.83	2.25	1.17	1.42	3.08	1.17	0.67	1.73	0.17	2.58		1.25	9.5

法と各質問項目との関係を検討した。関係が深かったのはB（p＝0.0056），L（p＝0.0358）であった。E（p＝0.0556）やF（p＝0.0612）でもモーラ法との関係が深い傾向にあった。逆に，I，H，J，C，A，Gなどはモーラ法との関係が低かった。Kは1例を除いて支障度0であり，重症度やモーラ法との関係はなかった。

3. 考　察

　質問Gが最も点数が高かったことは，患者にとって大きな声で会話する時のような場面での会話は困難であることを示している。質問Dは自分から知らない人に電話をかける場合の支障度であるが，質問Cの知らない人から電話がかかってきた場合より支障度が強かった。自分の方から話し掛けるような場面の方が支障度が高いと考えられる。質問Lは緊張した状態で大きな声を出さなければならないといった状況が推測され，この項目の障害度が高いことは理解できる。独り言を言うとき，笑うとき，返事をす

表8　米国内でのアンケート例

疲れた時，あなたの声はどうなりますか？　＿＿＿＿＿＿＿＿＿＿.

周囲がうるさい時に，人と話すのが難しいですか？　□はい　□いいえ

周囲が静かな時に，人と話すのがむずかしいですか？　□はい　□いいえ

あなたが話すことは，わかりにくいといわれますか？　□はい　□いいえ

あなたの声質は変化しますか？　□はい　□いいえ

あなたの声は今まで正常でしたか？　□はい　□いいえ

下記にあるそれぞれの状況において，人と話す時の難しさのレベルを最もよく示している番号を記入してください。

　（1.問題なし　2.時々問題あり　3.やや困難　4.とても困難　5.不可能）

　　　　□車内　□見知らぬ人と話すこと　□レストラン　□歌うこと　□パーティ

　　　　□慣れない環境　□屋外　□家族・友人と話すこと　□電話　□ささやくこと

以下の5つの段階を使って，下記に挙げられている項目があなたにとってどのくらい問題であるか示してください。

　（1.問題ない　2.ほとんど問題ない　3.時々問題あり　4.しばしば問題あり

　5.重篤に障害されていて，常に問題あり）

　　　　□声の疲れ　□液状のものを飲んでむせる　□声の大きさ　□固形のものを飲んでむせる　□声の高さ　□会話　□声の質　□電話での会話　□嚥下　□呼吸　□聞き取り

あなたの当てはまるすべてのものにチェックをつけてください。

＿＿＿＿　朝声の調子が悪い。

＿＿＿＿　声を使った後，夕方声の調子が悪い。

＿＿＿＿　ボイストレーニングをしたことがある。（それはいつですか？　＿＿＿＿＿＿）

＿＿＿＿　大声で話す。（先生，弁護士，電話，仕事等で）

＿＿＿＿　チアリーダー

＿＿＿＿　うるさい所で大声で話す。

＿＿＿＿　よくうがいをする。

　　　　　　　　　　　　　　　　　　　　　　　　　　　　　……以下省略

（ウィスコンシン大学耳鼻咽喉科音声外来のアンケートより抜粋）

るとき，などの点数は低かった。この結果は，Arnold[2] が報告したSDの特徴である表1の中の項目2と一致する。知らない人に比較して家族との会話の場合の方が障害度は低かったが，たとえ家族が相手でも，声のみがコミュニケーションの手段となる電話での会話では障害度は高くなった。

　支障度の項目B，Fでは重症度とモーラ法の両者との関係が深かった。逆

に項目G，I，Jなどは両者との関係が低かった。Jの怒る時やGの騒音の中での会話では，たとえ軽症例でも支障度が高い場合があった。Iの笑うときに支障があると回答したのは3例のみであり，重症度やモーラ法との関係はなかった。Hの返事をする時も重症，軽症に関係なく支障度に個人差があった。このように外来診療時間内の様子だけでSD患者の日常の支障度を判断することはできない。患者支障度の調査は患者の把握という面からもきわめて有用であった。

ボツリヌストキシン声帯筋内注入術を行っている米国内の施設では，10年以上前からSD患者用のアンケートを作成し，治療効果や経過観察の指標にしている。表8は米国ウィスコンシン大学耳鼻咽喉科音声外来で使用しているSD患者用アンケートの和訳の一部である。このアンケートは質問項目が多く，全部で数ページにも及ぶ。項目が多ければそれだけ詳細な場面における支障度を把握することができる。しかし，その結果を総合的に判定するのは容易なことではない。今回我々が作成した12項目の「日常生活の支障度」は必要かつ最低限の質問内容であり，患者の支障度のみならず治療経過の判定にも応用するべきと考えられた。

今後の評価法

最近発表されたSDに関する文献の中には，今回の研究と同じような重症度評価法について記載した報告が増えてきた。大部分の論文はボツリヌストキシン声帯筋内注入術の効果についての報告であり，治療効果の判定のために各研究者が評価法を工夫しているのが読み取れる。結果的に我々が行った検査と同様のものも報告されていた。一部ではあるが参考になりそうな検査を列記する。

patients'self-ratings of voice quality[34]

MPT[34]-[37]，呼気流率[38]，発声時口腔内圧[38]

STD-F0, jitter, shimmerおよびHNR[34),35)]

持続発声中のphonatory breakの数や時間[25),36),37),39)]

持続発声中の発声時間に対するphonatory breakの時間比率[36),37)]

持続発声開始から最初にphonatory breakが出現するまでの時間[36)]

各種の発声中に周期が変動した数や変動率[36),37)]

持続発声開始から最初に周期が変動するまでの時間[36)]

持続発声中の非周期的なsegmentsの数[25),36)]

文章朗読中に症状の出現した数[25)]

　1分間に読むことのできる単語数や一息で話すことができる単語数[35)]

　これらの大部分は我々と同じような考え方で考案された評価法である。結局，SDの重症度を直接評価する検査パラメーターはない。しかし，たとえSDの一面のみ，たとえば流暢性の障害度のみを反映する検査でも，結果的に重症度と深い関係にあれば，その検査は重症度評価の重要な指標となり得る。今回の研究結果とこれらの文献報告を参考にして，次のようなSDの評価法を考案した。

1．聴覚的重症度評価

2．Perceptual voice judgments

　2-1．文章朗読中に症状が出現したモーラ数

　2-2．50から100程度の単語を発語させ，症状の出現した単語数

　2-3．文章朗読中に出現した症状の数

3．音響分析による評価

　3-1．Shimmer, SNR, STD-F0

　3-2．文章の朗読時間, phonatory breakの時間, phonatory breakの比率

4．発声機能検査による評価

　4-1．MPT

　4-2．STD-Flow

5．患者支障度評価

6．その他の評価

　6‐1．1から20までの数字を数えるのに要した時間

　6‐2．30秒間に読むことのできる単語数

　この中で聴覚的重症度，モーラ法，Shimmer, SNR, STD‐F0, phonatory breakの比率，STD‐Flow, 患者支障度評価は今回の研究で有用性が確認できた。Perceptual voice judgmentsの中の「50から100程度の単語を発語させ，症状の出現した単語数」は，日本では未だ試みられたことはなく，今後有用性について確認したい。「文章朗読中に出現した症状の数」とはSDの特徴とされる圧迫性努力性の発声，声のとぎれ，有声音の無声化，母音や子音の脱落等，難発，反復，不適切に長く持続する音等などが出現するか否かを評価する方法である。ある文章を朗読中に，声のとぎれが一度でも出現したら1点をつける。米国では10年以上前から行われている[15]。定量的に評価するためには少なくとも症状の数が10以上，可能ならば20程度は必要である。筆者の経験から推測すると非常に難しい評価法である。「文章の朗読時間，phonatory breakの時間，phonatory breakの比率」などは文献的にも有用な検査であろう[25),36),37),39)]。ただ，音声サンプルを録音する際に「できるだけ速く朗読する」といった速度に関する設定が必要である。「MPT」は治療効果の評価に使われている[34)-37)]。重症例ではMPTが短縮することは確実であるが，重症度を反映するか否かは不明である。6‐1の「1から20までの数字を数えるのに要した時間」は流暢性を評価する方法として期待できる。音声サンプルを録音する時には「できるだけ速く」の指示が必要である。6‐2の「30秒間に読むことのできる単語数」も同様である。このような速度が関係する検査では加齢による発話速度の低下を考慮しなければならない。同一症例での比較，たとえば治療の効果判定には適している。

　外来診察中に評価するためには，特別な機器を必要とせず，検査法が簡単でなければならない。これらの検査の中で外来での検査法として応用で

きる可能性を持っているのは，「聴覚的重症度評価」「文章の朗読時間」「MPT」「患者支障度評価」「1から20までの数字を数えるのに要した時間」「30秒間に読むことのできる単語数」などである。さらに，「文章朗読中の異常モーラ数」や「50から100単語を発語させ，症状の出現した単語数」などは，ある程度の訓練を積めば簡単に検査をすることができるようになる。「Shimmer, SNR, STD-F0」「phonatory breakの時間, phonatory breakの比率」「STD-Flow」などは診察中に結果を得ることはできないが，客観的評価法として有用な検査法である。今回の研究を通してSDの音声検査法に対する光明を見たように思う。今後もSD検査の標準化を目標にこれらの検査法について追試を行っていきたい。

謝　辞

　本研究は駿河台日本大学病院耳鼻咽喉科音声喉頭外来，東京大学医学部付属病院耳鼻咽喉科音声外来，帝京大学市原病院耳鼻咽喉科を受診した痙攣性発声障害患者さんたち，特にSDの会の会員の協力で行われた。また，東京大学の新美，村野，小西，石毛の各先生，日本大学の島崎，鈴木，吉橋の各先生には聴覚的重症度評価やモーラ法の評価に協力していただいた。皆様に感謝いたします。

文　献

1) Traube L. : Spastische Form der Nervösen Heiserkeit. in:Traube L, ed. Gesammelte zur Pathologie und Physiologie. Vol 2. Berlin, Hirschwald, 674-678, 1871.

2) Arnold GE. : Spastic dysphonia: I. Changing interpretations of a persistent affliction. Logos 2:3-14, 1959.

3) Aronson, A. E. : Clinical voice disorders: An interdisciplinary approach 2nd edition. Thieme Inc, New York, 1985, pp157-197, 1985.

4) Wolfe VI, Bacon M. : Spectrographic comparison of two types of spastic dysphonia. J Speech Hear Disord 41:325-332, 1976.

5) Zwitman DH. : Bilateral cord dysfunctions: abductor type spastic dysphonia. J Speech Hear Disord 44:373-378, 1979.

6) Cannito MP, Johnson JP. : Spastic dysphonia: a continuum disorder. J Communication Disorder. 14:215-223, 1981.

7) Izdebski K. : Overpressure and breathiness in spastic dysphonia : an acoustic(LTAS) and perceptual study. Acta Otolaryngol (Stockh) 97:373-378, 1984.

8) Ludlow CL, Naunton RF, Bassich CJ. : Procedures for the selection of spastic dysphonia patients for recurrent laryngeal nerve section. Otolaryngol Head Neck Surg 92:24-31, 1984.

9) Hartman DE, Abbs JH, Vishwanat B. : Clinical investigations of adductor spastic dysphonia. Ann Otol Rhinol Laryngol 97:247-252, 1988.

10) Merson RM, Ginsberg AP. : Spasmodic dysphonia: Abductor type. A clinical report of acoustic aerodynamic and perceptual characteristics. Laryngoscope 89:129-139, 1979.

11) Aronson AE, Hartman DE. : Adductor spastic dysphonia as a sign of essential (voice) tremor. J Speech Hear Disord 46:52-58, 1981.

12) Harman DE, Aronson AE. : Clinical investigation of intermittent breathy dysphonia. J Speech Hear Disord 46:428-432, 1981.

13) Davis PJ, Boone DR, Carroll RL, Darveniza P, Harrison GA. : Adductor spastic dysphonia: Heterogeneity of physiologic and phonatory characteristics. Ann Otol Rhinol Laryngol 97:179-185, 1988.

14) Ludlow CL, Naunton RF, Sedory SE, Schulz GM, Hallett M. : Effects of botulinum toxin injections on speech in adductor spasmodic dysphonia. Neurology 38:1220-1225, 1988.

15) Makiyama K, Bless DM, Ford CN. : Contrasts in voice characteristics with adductor and abductor spasmodic dysphonia. NCVS Status and Progress Report 2:139-155, 1992.

16) 熊田政信, 小林武夫, 小崎寛子, 新美成二 : 痙攣性発声障害の新しい評価法 : モーラ法. 音声言語医学, 38:176-181, 1997.

17) Blitzer A, Brin MF, Fahn S et al. : Letter to the editor. Laryngoscope 96: 1300 -1301, 1986.

18) Blitzer A, Brin MF. : Treatment of spasmodic dysphonia (laryngeal dystonia) with local injections of botulinum toxin. J Voice 6:365-369, 1992.

19) Ford CN, Bless DM, Patel NY. : Botulinum toxin treatment of spasmodic dysphonia: Techniques, indications efficacy. J Voice 6:370-376, 1992.

20) Kobayashi T, Niimi S, Kumada M et al. : Botulinum toxin treatment for spasmodic

dysphonia. Acta Otolaryngol (Stockh) Suppl, 504:155-157,1993.

21) 熊田政信, 小林武夫, 小崎寛子 : 痙攣性発声障害に対するボツリヌストキシンの効果. 音声言語医学36:134, 1995.

22) Kumada M, Bell-Berti F, Kobayashi T, Makiyama K, Niimi S. : The Syllable Method; The Proportion of Impaired Syllables as an Indicator of Spasmodic Dysphonia Severity. Folia Phoniatrica Logopaedia, In Press.

23) Kumada M, Bell-Berti F, Honorof DN. : Comparing materials for the evaluation of symptom severity in the read speech of spasmodic dysphonia patients. CD-ROM of Collected Papers of 137th Meeting of the Acoustical Society of America and 2nd Convention of the European Acoustic Association. 4ASCB-2, 1999.

24) Silverman FH. : Stuttering and other fluency disorders. Englewood Cliffts, NJ. 1992.

25) Cannito MP, Burch AR, Watts C, Rappold PW, Hood SB, Sherrard K. : Disfluency in spasmodic dysphonia: A multivariate analysis. J Speech Language Hearing Res 40:627-641, 1997.

26) Champney H, Marshall H. : Optimal refinement of the rating scale. J Appl Psychol 23:323-331, 1939.

27) Cicchetti DV, Showalter D, Tyler PJ. : The effect of number of rating scale categories on levels of interrater reliability; A Monte Carlo investigation. Applied Psychological Measurement. 9:31-36, 1985.

28) Komorita SS, Graham WK. : Number of scale points and the reliability of scales. Educational & Psychological Measurement 25:987-995, 1965.

29) Aronson AE, Brown JR, Litin EM, Pearson JS. : Spastic dysphonia I; voice, neurologic, and psychiatric aspects. J Speech Hear Disord 33(3):203-218, 1968.

30) Bloch CS, Hirano M, Gould WJ. : Symptom improvement of spastic dysphonia in response to phonatory tasks. Ann Otol Rhinol Laryngol 94(1):51-54, 1985.

31) Finitzo T, Freeman F. : Spasmodic dysphonia, whether and where: results of seven years of research. J Speech Language Hearing Res 32:541-555, 1989.

32) Izdebski K, Dedo HH. : Selecting the side of recurrent laryngeal nerve section for spastic dysphonia. Otolaryngol Head Neck Surg 89(3):423-436, 1981.

33) Ludlow CL, Connor NP. Dynamic aspects of phonatory control in spasmodic dysphonia. J Speech Language Hearing Res 30:197-206, 1987.

34) Schonweiler R, Wohlfarth K, Dengler R, Ptok M.. : Supraglottal injection of botulinum toxin type A in adductor type spasmodic dysphonia with both intrinsin and extrinsic hyperfunction. Laryngoscope 108:55-63, 1998.

35) Crevier-Buchman L, Laccourreye O, Papon JF, Nurit D, Brasnu D. : Adductor spasmodic dysphonia; case reports with acoustic analysis following botulinum toxin injection and acupuncture. J Voice 11(2):232-237 1996.

36) Sapienza CM, Murry T, Brown WS. : Variations in adductor spasmodic dysphonia: Acoustic evidence. J Voice 12(2):214-222, 1998.

37) Sapienza CM, Walton S, Murry T. : Acoustic variations in adductor spasmodic dysphonia as a function of speech task. J Speech Language Hearing Res 42, 127-140, 1999.

38) Higgins MB, Chait DH, Schulte L. : Phonatory air flow characteristics of adductor spasmodic dysphonia and muscle tension dysphonia. J Speech Language Hearing Res 42, 101-111, 1999.

39) Ludlow CL, Naunton RF, Swdory MA, Schulz GM, Hallet M. : Effects of botulinum toxin injections on speech in adductor spasmodic dysphonia. Neurol 38:1220-1225, 1998.

3 Botulinum Toxinによる治療

熊田政信　　村野恵美　　小林武夫

概　　要

内転型の痙攣性発声障害(SD)の治療法として我々は，Botulinum Toxin（BT）甲状披裂筋内注入術を主に用いている[1]-[3]。その理由として，（自覚的にも他覚的にも）よく効くこと，侵襲性が少ないこと，副作用が軽微であること等が挙げられる。BTはClostridium botulinum（ボツリヌス菌）の産生する神経毒で，SDの治療に使われるのはそのうちのA型であり，神経筋接合部に作用し，可逆的で一時的な麻痺をもたらす。注射後，翌日くらいから患者は変化を感じ始め，数日目くらいから患者は声のつまりの顕著な軽減を自覚する。効果の持続は平均約3ヵ月であるが，1年以上効果が持続する例もみられるのは注目に値する[2],[3]。副作用としては気息性嗄声と誤嚥があるが，これらは数日ないし長くても2週間以内には消失する[2],[3]。

注射量としては，片側2.5単位，両側2.5単位ずつ，片側5単位，両側5単位ずつの4つのオプションから基本的には選んでいる[4],[5]（単位については後述）。初回注射は片側2.5単位の最少量とし，効果の程度をみながら他のオプションへの移行を考える。複数回注射を重ねると，おのずと最適オプションが導き出される。患者の重症度からみると，重症な患者ほど，

量が多く，また片側よりも両側のオプションが選択される傾向がある。

　注射法としては，主に前頸部からの経皮的注入法により，筋電図ガイド下に行う。23ゲージ注射針を用いるが，先端部分以外が絶縁コーティングされた特別仕様であり，同時に筋電図の電極となる[1]。患者の体位はsupineとし，肩枕にて頸部を伸展させる。刺入部位は，正中より5 mm程度注射側よりのところ，高さとしては輪状軟骨の上縁である。そこから外上方にむけて針を進めると，輪状甲状間膜を貫く手ごたえを感じる。その先に目的とする甲状披裂筋がある。次にいくつかのタスクを行い，当該筋であることを確認する。発声，息ごらえ，嚥下において強い活動が見られ，頭声にてより活動が強い（pitch-dependent）[6],[7]。

1．Botulinum Toxin（BT）と人間の関わりの歴史

1．Botulism（ボツリヌス中毒）の記載とその語源

　Botulinum Toxin（BT）は，Clostridium botulinum（ボツリヌス菌）の産生する神経毒である。このグラム陰性嫌気性桿菌は，土壌中に芽胞として常在しており，この菌に汚染された食物が嫌気性の環境下（たとえば漬物，缶詰，真空パック等）に置かれると，繁殖した菌が外毒素としてBTを産生し，重篤な食中毒をおこすことがある。これをbotulism（ボツリヌス中毒）という。通常の中毒においては，この菌が生体内にて増殖することは稀といわれる。ただし，幼児ボツリヌス症[8]（離乳食の蜂蜜が主な原因と思われ，また，乳幼児突然死症候群（SIDS）の原因の一つである[9]）と，非常に稀であるが創傷ボツリヌス症においては，生体内で菌が増殖する[10]。

　後述するごとく，当毒素の作用はアセチルコリン（Ach）遊離阻害（シナプス小胞放出阻害）であり，主にAch作動性の神経終末に作用する。したがってbotulismの症状としては，骨格筋の麻痺，自律神経症状が主であり，特に呼吸筋の麻痺等により致命的になり得る。

　botulism の症状の記載としては1818年の Kerner によるものが最初とされるが，この食中毒をbotulismus（botulismのラテン語）と命名したのは，ドイツ人Müller（1870年）である[11]。これは，ラテン語の名詞botulus（ソーセージ）の語幹botul- に，状態を表す接尾辞 -ismusを付けた造語で，当時ドイツにおける当食中毒の原因としてはソーセージが主たるものであったのであろう。ただし，botulusという単語は，もともと腸管を意味する単語（英語の bowel 等も同根である）であり，それをソーセージの意味に用いるのは稀な，また非常に下品な用法であったようである。ソーセージを意味するラテン語としては farcimen（「詰物」が原義）の方が通常であり，Müller がなぜ下品な botulus の方を語源として造語したのかは不明であるが，botulus が近代欧州語にいくつかの子孫を残していること（ある種のソーセージを意味するフランス語の boudin や，プリンを意味する英語のpudding等）を考えると，近代欧州人のMüllerにとってはこの単語の方により親近感があったのかもしれない。

2．BTの発見

　19世紀も末にさしかかった1897年，ベルギーの van Ernengen がボツリヌス中毒の原因菌を発見し，これをBacillis botulinusと命名した[12]。

　毒素が精製されたのは20世紀に入ってからで，1920年代には，アメリカのSommerが，はじめてA型毒素の単離抽出を試みている。その後，第二次世界大戦中にアメリカのDetrick基地において，生物兵器という側面からBT の抽出の試みがすすめられた。戦後1946年には，Lammanna がA型毒素の結晶化に成功し，またDetrick 基地の Shantsは，A型抽出毒素を内外の多くの研究者に提供し，その構造や作用機序に関する研究がすすんだ[13]。

3．BTの臨床応用

　1950年代にはすでに，BTによって過緊張筋の活動を抑制するという臨床

応用のアイディアがあったようである[14]。アメリカの Scott は1970年代からBTによる斜視治療を開始し，1980年にその治療成績を発表して，BTの臨床応用が注目されるようになった[15]。

そして1989年，世界にさきがけてアメリカのFDAが，眼瞼痙攣と斜視に対してBTを治療薬として認可して以来，世界40カ国以上において，主に眼瞼痙攣，斜視，片側顔面痙攣，および痙性斜頸に対して認可されている[11]。

日本でも，三井記念病院の福島孝徳や千葉県血清研究所の清水朋子らが中心となって，1988年にBTの治験が開始された[11]。現在，日本では，眼瞼痙攣と片側顔面痙攣に対してのみ認可されている。

2．BTの薬理学

1．BT分子

Clostridium botulinum（ボツリヌス菌）には7つの型（A型からG型まで）があり，それらが産生する毒素もそれぞれA型からG型までの名前で呼ばれる。臨床の場で使われているのはA型で，その活性比（体重あたりの毒性）は7種類のなかで最も高い。我々が痙攣性発声障害に対するBT甲状披裂筋内注入術に用いているのもA型毒素である[1]。

BT分子は，実際に神経毒性を示す毒素蛋白（分子量約15万）と，無毒蛋白（分子量約15万-75万）からなる。無毒蛋白は毒素蛋白を胃酸のpH，ペプシンから保護している。胃を通過したBT分子は小腸上部にて吸収され，リンパ管内で毒素蛋白と，無毒蛋白に解離する。

2．国際単位と活性比

国際単位（mouse unit, m.u.とも呼ばれる）1単位は，18-22gのアルビノ系マウスのLD_{50}（mg/mouse）に相当する[16]。A型毒素の場合，約3.0×10^{-7}mg/単位（＝約1.5×10^{-5}mg/kg）という報告があるが，用いるマウスの状態やバイオアッセイの手法により値が変わり得る[17]。実際，現在流通している

A型毒素製剤2種類（Botox®とDysport®，これらについては後述）におい
て，その活性がBotox®1単位＝Dysport®3-5単位という報告がある[18]。

報告により差があるが，ヒトの致死量はBotox®単位にて，注射数千単位，
経口にて数十万単位（つまり，Dysport®単位ならば，それらの値の3-5
倍の量）と推定されている[11]。

3．作用機序——なぜ可逆的効果か

BTの作用は主に，シナプス小胞放出阻害によるAch遊離阻害である。し
たがって，Achを伝達物質とする神経筋接合部，自律神経節，および神経
節後の副交感神経末端が主な作用点となる。

神経終末の受容体に結合したBTは，その受容体を介したendocytosisに
よって細胞内に取り込まれる。取り込みにて形成された小胞内にて，毒性
蛋白は二つの部分（軽鎖と重鎖）に分かれ，そのうち軽鎖が細胞質内に移
動し，Achを含むシナプス小胞に作用してその放出を阻害する。つまり，
軽鎖が実際の毒性発現を担うのだが，一方で重鎖は，BTの神経終末の受容
体への結合および取り込みに不可欠である[19]。

Achの放出が阻害された神経終末は，局所的だが不可逆な脱神経
（Denervation）を起こす。その後，神経終末よりも中枢側にてのsprouting
により再支配が起こる[20]。そのため，BTの効果は可逆的なものである。

4．抗体形成

使用するBTの量が大きいと，抗体形成の頻度が高まる。Hathewayら[21]
の報告によれば，累積使用単位500単位以下の場合，抗体陽性率は4％に留
まるが，累積使用単位が1000単位を超すと，80％以上の高率となった。分節
性や全身性のジストニア等においては，1回あたりの使用単位数が100単位
を超すことがあり，この抗体形成の陽性率を無視できない。抗体が形成さ
れた場合，薬効が低下することが考えられる。したがって，1回あたりの注

射量をできるだけ抑え（梶ら[11]は，300単位をその上限としている），できる
だけ注射の間隔を置くことが必要である。

　一方，痙攣性発声障害の治療として我々が行っている，BT甲状披裂筋内
注入術においては，1回あたりの用量がDysport® 単位にて2.5-10単位と少
なく，抗体形成の可能性は非常に低いと考えられる。

3．臨床の現状

1．製　剤

　現在流通しているBTの製剤は2種類である。すなわち，Botox®（米国
Allergan社製）と，Dysport®（英国Speywood社製）である。なお，両者
の単位あたりの薬効には差があるとされ，Botox® 1単位＝ Dysport® 3−5
単位という報告がある[18]。

2．臨床応用，認可の範囲

　前述のごとく，多くの国々にてBTが治療薬として認可されている疾患と
しては，眼瞼痙攣（blepharospasm），斜視（strabismus），片側顔面痙攣
（hemifacial spasm），および痙性斜頸（spasmodic torticollis）がある[11]。
　臨床応用が試みられている疾患はほかにも多くある。まず，痙攣性発声
障害（spasmodic dysphonia），書痙（writer's cramp），Meige症候群等の
局所性，分節性および全身性ジストニアが挙げられる。また，ジストニア
ではないが，やはり局所性の不随意運動をきたす，チック，振戦，口蓋振
戦，音声振戦症，歯ぎしり（ジストニアと合併する場合あり），さらには吃
音等にも臨床応用が試みられている。また，脳梗塞後の痙縮があるが挙げ
られる。パーキンソニズム等，筋の過緊張を示す病態にも試みられてい
る[11]。
　さらに，美容的な目的でのしわとり，手術前後の安静や視野確保のため
（過緊張筋に対して），尿排出困難（detrusor-sphincter dyssynergia），消

化管の局所性緊張亢進（食道，胃，胆道，直腸，肛門）等にも応用範囲を広げている[11]。

　我々も，上記以外のBT応用例として，筋性耳鳴（口蓋帆張筋内注入）[22]，舌突き出し症[23]（オトガイ舌筋内注入），嚥下障害（輪状咽頭筋内注入）等の経験を持っている。

4．BT甲状披裂筋内注入術——How we do it

1．患　者

　他の施設や院内から我々のグループに紹介された痙攣性発声障害疑いの患者は，東京大学耳鼻咽喉科音声外来か，帝京大学耳鼻咽喉科小林外来にて精査を行う。確定診断が得られ，BTの効果が期待できる患者は，Informed Consentを得たうえで，BT甲状披裂筋内注入術の適応としている[5]。年間の新患数は年々増える傾向にあり，現在，年間20症例以上の新患を数える[4]。

　我々が痙攣性発声障害の患者に対してBT甲状披裂筋内注入術を開始したのは1989年であるが，その後1999年6月までの統計でその症例数は88例（男性28例，女性60例，男女比約1：2），延べ注射回数は487回におよぶ[5]（図1）。これらの症例の初回注射時の年齢，性別分布を図2に示す[5]。初回注射時最年少は16歳，最年長は79歳，平均年齢は約39歳である。男女とも20代が多いのは，この年代での発症が多いという我が国特有の傾向を反映していると思われる。また，88例中，痙攣性発声障害に対する何らかの手術を注射前に受けていた患者は9例（9.1％）で，Blitzerの報告[24]（747例中1.6％）に比べ，率が高い[5]。

2．製　剤

　A型毒素を用いるが，我々は1992年以来，英国Speywood社製のDysport®を使用している。したがって，以下に示す使用単位量はDysport®のそれで

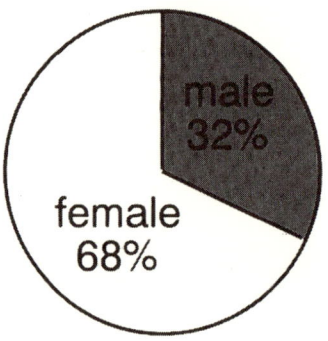

図1　BT 甲状披裂筋内注入術施行
88症例（1989年–1999年6月）の男
女比。

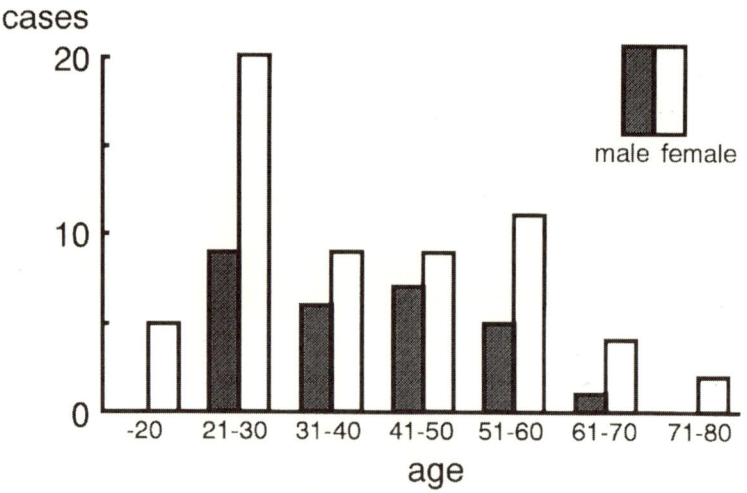

図2　BT甲状披裂筋内注入術施行88症例（1989年–1999年6月，男性28例，女性60
例）の初回注射時の年齢，性別分布。

あり，米国Allergan社製Botox®の単位に変換する場合，およそDysport® 3 –
5単位＝Botox® 1単位と考える。なお，1989年から1992年までは，千葉県血
清研究所製のものを使っていたが，それとDysport®の単位あたりの活性は
ほぼ等しいという報告がある[11]。なお，念のために付け加えるが，これら

の製品はすべて抽出Ａ型毒素であり，菌は含まない（ボツリヌス菌そのもの
を注射しているという誤解があるが，あくまでも毒素の注射である）。

3．注射溶液

Dysport® 1 vialはBT500単位である。これを，生理食塩水20mlに溶かし
て，25単位/mlの注射溶液をつくる。

溶液にしてしまうとその薬効が徐々に失われる。冷所保存で4時間以内
に使うのが望ましいとされている[11]。我々は毎月1回，1本のvialを用いて
10-20人の患者に注射を行っているが，注射の直前に溶液を作り，溶液を入
れた容器を氷で冷しながら，4時間以内に注射を終えるようにしている。

後述するごとく，注射量としては片側2.5単位ないし5単位である。つま
り，濃度25単位/mlの溶液を用いると，片側あたりの液量は0.1-0.2mlであ
る。これは，ツベルクリン皮内注射用の1.0ml シリンダーを使えば，注射
量の誤差を非常に小さくできる量であり，また，甲状披裂筋内できるだけ
広く薬液を浸潤させるに十分な液量と考えることができる。

なお，余った薬液は，高pHにて毒素を失効させるべく，NaOHにて処理
するのがよい[11]。

4．器　機

我々が用いている注射針は，筋電図電極の役割も同時に果たす特殊なも
のである[1]。これは，尖端部分以外が絶縁コーティングされている23ゲー
ジ針で，これにより，経皮的に頸部から甲状披裂筋にToxinを注入する際，
筋電図によってガイドしながら，針の先端が甲状披裂筋内にあることを確
認して，トキシンを注入することが可能となる。なお，前述のごとく，シ
リンジとしては，ツベルクリン皮内注射用の1.0mlシリンジを使っている。

筋電図計は一般的なものを用いている。また，発声とのタイミングをみ
るために，患者の声をマイクでひろい，筋電図波形と同時に記録している。

5. 注射法

患者の体位はsupineとし，患者の背中に肩枕を入れ，頸部を伸展させる。こうすることにより，喉頭軟骨枠の触診が容易となり，電極の刺入部位や電極を進める方向がわかりやすい。喉頭軟骨枠の触診においては，尾側より頭側へ，つまり，気管，輪状軟骨，甲状軟骨，舌骨の順に同定していくほうがわかりやすく，間違いも少ない。

刺入部位は，高さとしては輪状軟骨の上縁で，正中より 5 mm 程度注射側よりのところである。もし正中から刺入すると，かならず一度は電極が喉頭内腔に出ることになり，患者の咳反射を誘発してしまう。刺入部位とその周囲の皮膚をアルコール綿等にて消毒後，刺入部位にXylocaine 1 ％を皮内注射し局所麻酔する。圧縮空気圧により注射液を皮内に浸潤させるMadajet（Mada Medical Products社製）を用いると手技も容易で，麻酔時の患者の苦痛も少ない[25]。この局所麻酔部位から電極を刺入する。

刺入部位から外上方に向けて針を進めると，輪状甲状間膜を貫く手ごたえを感じる。その先に目的とする甲状披裂筋がある[6),7)]。方向が外側すぎるか，あるいは浅すぎる場合，針は輪状甲状間膜を貫かず，輪状甲状筋あるいは外喉頭筋に入る可能性が高い。また，もし気道内に針あるいは液が入るか，針の先端が声帯表面近くにあると，患者はむせる。

筋の同定にはいくつかのタスクが必要である。目的とする甲状披裂筋においては，発声，息ごらえ，嚥下において強い活動がみられ，開口，頭部前屈における活動はみられない。もし輪状甲状筋に入ってしまった場合，息ごらえにて活動がみられず，また嚥下に同期した活動の抑制がみられる。なお，頭声における方が胸声におけるよりも活動が強い性質（pitch-dependency）は，甲状披裂筋，輪状甲状筋両筋にみられるが，後者の方がその傾向はより強い。また，電極が浅すぎて外喉頭筋内にある場合，開口，頭部前屈にて筋活動が強く出る[6),7)]。

　甲状披裂筋内で少しづつ針の先端をずらし，できるだけ広い範囲に薬液が浸潤するようにする。これは，毒素のターゲットである神経筋接合部が，筋の一部にしか分布しておらず，また，その部位を筋電図にて同定するのは不可能であるからである。

6．注射量

　注射量は，片側2.5単位，両側2.5単位ずつ，片側5単位，両側5単位ずつの4つのオプションから基本的には選んでいる[4),5)]。1単位というのは，マウス腹腔内注射 LD_{50} に相当する量である。

　初回注射は片側2.5単位の最少量とし，効果の程度をみながら他のオプションへの移行を考える。複数回注射を重ねると，おのずと最適オプションが導き出される。一般に，同総量でも片側より両側注射の方が効果は大きいが，副作用も強いという傾向がある。患者の重症度からみると，重症な患者ほど，量が多く，また片側よりも両側のオプションが選択される傾向がある。1989年から1999年6月までの88例のうち，片側オプションが選ばれた症例は52例（59％），一方，両側は36例（41％）であった[5)]。

7．効果持続時間

　注射後，翌日くらいから患者は変化を感じ始め，数日目くらいから，患者は声のつまりの顕著な軽減を自覚する。1991年5月より1994年6月までの間に東京大学耳鼻咽喉科音声外来を受診し，SDの診断を受け，BT甲状披裂筋内注入術を受けた患者15例の，有効注射35回につき，その有効週数の分布を図3に示す[2),3)]。効果の持続は，最頻値が12-15週（3-4ヵ月），平均17.3週であるが，1年以上効果が持続する例もみられるのは注目に値する。注射延べ回数のうち約数％において無効なことがあるが，これは，神経筋接合部にToxinが浸潤しなかったためと思われる。針先が筋内にあって，筋電図上甲状披裂筋の活動をひろっていても，そこが神経筋接合

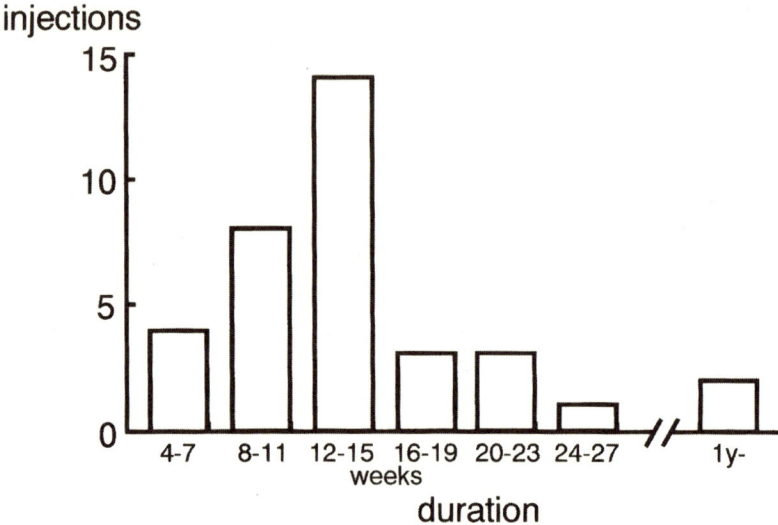

図3　BT甲状披裂筋内注入術施行15症例の有効注射35回（1991年5月-1994年6月）の，有効週数の分布。

部近傍でない場合には，神経筋接合部にToxinが浸潤しないことが起こりうると思われる（Niimi, personal communication, 1990）。

8．注射間隔

注射間隔は効果持続時間に規定される面が大きいが，我々の注射セッションが月に1回しかないこともあり，前回の注射の効果が消えないうちに早めに次の注射を患者が希望する場合も多いようである。図4に，1998年12月から1999年11月までの1年間の間にBT注射を受けた患者21症例（その1年間の新患25症例は，注射開始からの期間が1年に満たないので除いた）の，症例あたりの年間注射回数の分布を示す[4]。年間注射回数3回が最頻値（7症例，33%）で，次に4回（5症例，24%）が多かった。

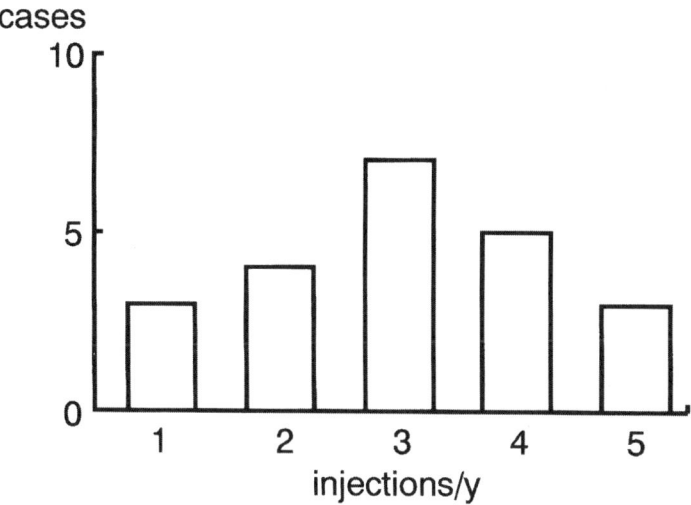

図4　BT甲状披裂筋内注入術施行21症例（1998年12月-1999年11月）の，症例
あたりの年間注射回数の分布。

9．副作用

　副作用としては，気息性嗄声と誤嚥があるが，これらは数日ないし，長
くても注射後2週間以内には消失する[2]。

10．外転型痙攣性発声障害

　内転型のみならず外転型の痙攣性発声障害のBTによる治療も我々は試
みている。この場合，目標となる筋肉は，一側の後輪状披裂筋である[1]。

5．おわりに

　BT甲状披裂筋内注入術による痙攣性発声障害の治療は，日本では現在ま
だ承認されておらず，知験の段階に留まっており，また，現在それを行っ
ているのは，帝京大学市原病院の小林武夫のグループのみ（東京大学医学
系研究科音声言語医学教室が協力）という現状である[4],[5]。

　確かにBTは非常に強い毒性をもつが，BT甲状披裂筋内注入術において

は，注入部位が当該筋に限局されており，その使用量も大きく見積もって
も致死量の1000分の 1 以下と，安全性は非常に高い。また，痙攣性発声障
害に対する有効な医薬品が他にないことを考えても，BTによる痙攣性発声
障害の治療の承認が一刻も早く待たれるところである[26]。

参考文献

1) Kobayashi T, Niimi S, Kumada K, Kosaki H, Hirose H: Botulinum toxin treatment for spasmodic dysphonia. Acta Otolaryngol Suppl. 504: 155-157, 1993.

2) 熊田政信 , 小林武夫 , 牧山清 , 新美成二 : 痙攣性発声障害の新しい評価法―モーラ法と音節法―. 音声言語医学 38(1): 88-89, 1997.

3) 熊田政信 , 小林武夫 , 小崎寛子 , 新美成二 : 痙攣性発声障害の新しい評価法――モーラ法. 音声言語医学 38(2): 176-181, 1997.

4) Murano EZ, Kobayashi T, Kumada M, Niimi S: Present Status of Spasmodic Dysphonia (SPD) at Voice and Speech Clinic. 東京大学耳鼻咽喉科学教室冬期検討会, 1999.

5) Murano EZ, Kobayashi T, Kumada M, Niimi S: Botulinum toxin injection for spasmodic dysphonia in Japan. Program and Abstracts of the 5th International Conference 1999: Basic and Therapeutic Aspect of Botulinum and Tetanus Toxins (Orlando, Florida, Nov. 15-18, 1999): 58, 1999.

6) 廣瀬肇: 発声機能に関連するその他の検査――喉頭の筋電図検査. 音声の検査法, 日本音声言語医学会編. 医歯薬出版, 1994.

7) 新美成二: 喉頭の筋電図検査. JONHS 13(5):795-799, 1997.

8) Midura TF, Arnon SS: Infant botulism: identification of Clostridium botulinum and its toxins in faeces. Lancet 2: 934-6, 1976.

9) Arnon SS.: Infant botulism. in Clinical and Molecular Aspects of Anaerobes, ed. by Borriello SP. Wrightson Biomedical publishing, pp. 41-8, 1990.

10) Merson MH, Dowell VR Jr.: Epidemiologic, clinical and laboratory aspects of wound botulism. N Engl J Med 289: 1005-10, 1973.

11) 梶龍兒, 目崎高広: ジストニアとボツリヌス治療. 診断と治療社, 1996.

12) van ErmengenE: Ueber einem neuen anaeroben Bacillus und seine Beziehungen zum Botulismus. Z Hyg Infektionskrankh 26: 1-56, 1897 (English translation: Rev Infect Dis 1: 701-19, 1979).

13) Scott AB: Foreword. in Therapy with Botulinum Toxin, ed. by Jancovic J, Hallett

M. Marcel Dekker, pp.vii‐ix, 1994.

14) Shants EJ. Histrical perspective. in Therapy with Botulinum Toxin, ed. by Jancovic J, Hallett M. Marcel Dekker, pp.xxii‐vi, 1994.

15) Scott AB: Botulinum toxin injection into extraocular muscles as an alternative to strabismus surgery. Ophthalmology, 87: 1044‐1049, 1980.

16) Schants EJ, Johnson EA: Preparations and characterization of botulinum toxin type A for human treatment. in Therapy with Botulinum Toxin, ed. by Jancovic J, Hallett M. Marcel Dekker, pp.41‐49, 1994.

17) Moore AP: General and clinical aspects of treatment with botulinum toxin. in Handbook of Botulinum Toxin Treatment, ed. by Moore AP. Blackwell Science, pp. 28‐53, 1995.

18) Brin MF, Jankovic J, Comella C et al.: Treatment of dystonia using botulinum toxin. in Treatment of Movement Disorders, ed. by Kurlan R. Lippincott, pp.183‐246, 1995.

19) Simpson LL: The origin, structure and pharmacological activity of botulinum toxin. Pharmacol Rev 33: 155‐88, 1981.

20) Duchen LW: An electron microscope study for the changes induced by botulinum toxin in the motor end plates of slow and fast skeletal muscle fibers of the mouse. J Neurol Sci 14: 47‐60, 1971.

21) Hatheway CL, Dong C: Immunogenicity of the neurotoxins of Clostridium botulinum. in Therapy with Botulinum Toxin, ed. By Jankovic J, Hallett M Marcel Dekker, pp.93‐107, 1994,.

22) 寺尾彬, 新美成二, 熊田政信: ボツリヌストキシンによる他覚的（筋性）耳鳴の治療. 日本耳鼻咽喉科学会千葉県地方部会, June 6, 1993.

23) 路波, 熊田政信, 大島清史, 石毛美代子, 新美成二: 舌突出による構音障害の一例. 第39回日本音声言語医学会総会, Oct 7‐8, 1994.

24) Blitzer A, Brin MF, Stewart CF: Botulinum toxin management of spasmodic dysphonia (laryngeal dystonia): a 12‐year experience in more than 900 patients. Laryngoscope 108(10): 1435‐41,1998.

25) 村野恵美: 喉頭筋電図. 新図解耳鼻咽喉科検査法. 小林武夫編, 金原出版, pp. 122‐123, 2000.

26) SDの会ホームページ. http://www.d3.dion.ne.jp/~yukan/

4 痙攣性発声(音声)障害（spasmodic dysphonia）の外科的治療 ——甲状軟骨形成術Ⅱ型

一色信彦

1. 歴史的背景

痙攣性発声障害Spasmodic Dysphonia[註1]（以下SDと略す）はきわめて難治で，音声訓練，心理療法では完治しないのが特徴でさえあった。

1976年 Dedo[1] は一側反回神経の切断を行い，有意の治療効果を認め，本疾患は一躍，治療対象として広く関心がもたれるようになった。しかしやがて，再発が多いことがAronsonら[2] により報告され，廃れていった。それに代わり，従来から眼瞼痙攣に用いられてきたボツリヌストキシン（Botulinum Toxin）のSDに対する効果がBlitzerら[7]，Millerら[8]，Kobayashiら[9] などにより報告され，効果は一時的ではあるが，反回神経切断のような犠牲がなく，可逆的なこと，外来治療が可能なことなどの利点により治療の主流となった。この頃から本疾患は単に喉頭筋肉の緊張が高いという機能的なものではなく，器質的病因が疑われ，局所性の痙攣性運動障害focal dystonia[註2] の一種ではないかと考えられ始めた。病名も，それに応

註1：Spasmodic Dysphonia　日本語では痙攣性発声障害といわれることが多い。しかしDysphonia を本疾患に限り「音声障害」でなく「発声障害」という理由がはっきりしないので，筆者は痙攣性音声障害といってきたが，あまり大きな問題でもないので，ここでは一応，他の論文と揃えて痙攣性発声障害とした。

じて Spastic Dysphonia から Spasmodic Dysphonia（または laryngeal dystonia）と変わって行った。

しかしながら，この筋肉への神経刺激をブロックするボツリヌストキシンの局所注射療法も効果が 3 - 6 ヵ月と短く，繰り返し注射が必要で，その手技は必ずしも容易ではなく，時に気息性嗄声を来たすなどの欠点も指摘されていた。

筆者は，内転型痙攣性発声障害の現象面での本態は声門の過閉鎖にほかならないことに注目し，声門を開大する甲状軟骨形成術 II 型を 6 例に行い，内 5 例できわめて満足すべき結果を得た。本稿では手術手技の要点，適応，注意点，利点と限界などを中心に述べる。

2．診断基準

診断の根拠は第一に独特の声である。ただし特徴は持続的につまった声，スタッカット様の破裂性起声など種々であり，程度もきわめて軽いものから，殆ど失声に近いものまである。声を聞けば，ほぼ診断がつく面があるが，軽度例では診断は困難。SD はこの多様性も特徴の一つで，やはり診断を困難にしている。少なくとも過内転性 adductor SD と過外転性 abductor SD に分けられる。

Aronson[11]の特発性痙攣性発声障害の定義

1）独特な声

2）声帯に病巣ないし麻痺がないこと

3）他の末梢言語機能は正常で神経疾患など無いこと

註 2：focal dystonia　ジストニアとは「不随意におこる反復性または持続性の異常な筋収縮により，特定の動作や姿勢をとることが困難になる疾患群」の総称である。その大半が突発性で，筋収縮以外の身体所見や CT，MRI などでは異常がなく，心因性と考えられてきた。そのうち局所性におこるものを focal dystonia といい，その例としては痙性斜頚，眼瞼痙攣，書痙などがあり，痙攣性発声障害もその一つである。

4）音声訓練，心理療法が無効なこと

鑑別診断

単なる筋緊張症候群としての laryngeal muscular tension dysphonia
（Morrison and Rammage）との鑑別の重要性が云々されているが，その
定義はきわめて曖昧で，最終的には訓練などで治るか治らないかで鑑別せ
ざるを得ない面もある。筆者は Morrison らの言う laryngeal muscular
tension dysphonia は，はなはだ疑問だと思う。その症状は SD の症状と重な
るものが多く，鑑別診断の根拠とならない。結局，実際に音声治療のみで
治ったという laryngeal muscular tension dysphonia の症例の音声映像を詳
細に提示してもらい，実際どの程度の効果があったのか，またその特徴的
症状を解析するところから始めないと，議論しても実りが少ない。

　hyperfunctional dysphonia すなわち単に緊張が強すぎるということで過
緊張性（過機能的）音声障害という病名もある。その他 essential tremor
（本態性振戦）などの神経疾患との鑑別も必要。

3．病　　因

まったく不明である。同一疾患について議論しているのではなく，多種
疾患の類似症状に過ぎないかもしれない。少なくとも特発性の痙攣性発声
障害と，中枢神経系疾患における症候としての喉頭痙攣ないし緊張とは区
別する必要がある。筆者は，[17]声門下圧の過上昇により声門が閉じるという
反射機構が何らかの関与をしているのではないか，悪循環となっているの
ではないかと想像している。

4．従来の治療と問題点

1．片側反回神経切断（Dedo1976[1]，Carpenter1979[3]，Iwamura1979[4]），
片側反回神経部分切除（avulsion:　Netterville et al. 1991[5]）が行われたが，

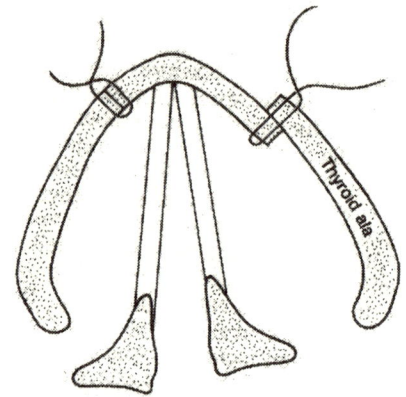

図1　側方型声門開大術（側方型甲状軟骨形成術II型）：甲状軟骨を側方で縦切開，断端縁を後方縁が前方縁の外側にくるように重ね合わせ，声帯を軽度外転，緊張を緩めるようにする（実際には術中声が改善するよう，いろいろ重ね合わせを試みる）。

代価の割に再発が多いことから漸次行われなくなった。再発の原因は神経の再生（Fritzell et al. 1993[6]）といわれている。

2．Botulinum Toxinの喉頭筋内注射（Blitzerら1988[7]，Millerら1987[8]，Kobayashi et al. 1993[9]）による神経インパルスの神経筋接合部における伝達機構の一時的遮断。

　確かに有効だが，繰り返す必要がある（2-6ヵ月置き），注射が容易でない（筋電図のモニター下に行う），高価（現在輸入は許可されていない。代わりに低濃度リドカインと少量のエタノール液の注射 MAB:Muscle Afferent Blockが用いられることもある），量のコントロールが困難で声帯が過外転すると気息性嗄声を来たす。

5．新しい外科的治療，Thyroplasty Type 2, or Midline lateralization thyroplasty（Isshiki）

1．従来のlateral type 2 thyroplasty（図1）での成績[12]−[15]

6年以上再発のない例と3ヵ月での再発例，術中改善不十分な例などが

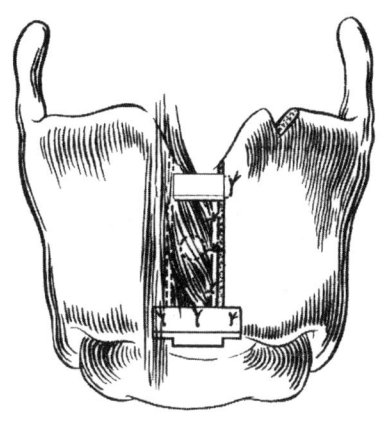

図2　甲状軟骨正中切開後，軟骨断端を鈎で側方に引き，声の変化を見る。
開大を十分にするため針を前連合付近に刺入し，声門をより開大する。生じた小穿孔は甲軟骨翼上縁から採取した複合組織片で閉鎖する。軟骨断端の開大幅に応じたシリコンの楔を作り，穿孔を閉鎖した後すぐに軟骨と縫合固定できるように，予め糸を通しておく。糸を結び固定完了後，胸骨舌骨筋の一部を内方に移動し穿孔閉鎖部を被い，シリコンと同部を遮断する。

あった。その原因は？　声門開大不足ではなかったか？

2．Midline thyroplasty type 2 [16]—[20]

痙攣性発声障害に正中切開甲状軟骨形成術Ⅱ型を6例行い，経過観察期間は種々であるが，1例を除き満足すべき結果を得た。

6．症　　例

症例1：40歳，女性
発症，経過：来院約1年半前からの発声困難，圧迫性，努力性，粗糙性嗄声（G3，R3，B1，S3）を訴えた。裏声のような高い声は出ない。持続発声の方が会話よりやや改善するがその差は著しくはない。電話の時に最もひどく殆ど失声に近くなるとのことである。発症半年前，阪神大地震の被害を受けたが，地震での精神的ショックと発症との関連を強く否定した。

発症以来，種々の施設を訪れ発声言語訓練，精神安定剤などの保存的治療を受けたがまったく軽快しなかった

喉頭所見:発声時声帯は過内転し，仮声帯前方が殆ど接するまで内転するので声帯は殆ど見えない。声門後方に三角形状の小間隙を認める。咽頭反射はかなり敏感である。

他の内科的所見，神経症状:特になし。さらに3ヵ月間，緊張緩和，呼吸法その他を行い経過をみたがまったく無効。

　治療方針，本症に対する甲状軟骨形成術Ⅱ型（前連合の開大手術）が世界で初めてであることを説明。本人納得の上，手術を行った。

手術（図2）

1）局麻:前頸部1％E入りキシロカイン皮下注射約5ml（前筋には注射しない）。

2）甲状軟骨正中断，直下の軟部組織は切らない。前連合部は最後に切断する。石灰化著明の際にはバーが必要。

3）断端に鈎をかけ，甲状軟骨翼を外側に引き声帯を開大し，発声させ，声の変化をみる。声帯が十分開大するよう前連合に針で，小穿孔を作る。楽に声が出るように開大幅を決定する。通常3–4mmである。

4）開大幅に合わせてシリコンの固定板を作り，軟骨断端に縫合固定出来るよう糸を通しておく。

5）小穿孔は甲状軟骨翼上縁より複合移植片をとり，穿孔部を塞ぐよう，6–0ナイロン4本で縫合閉鎖する。

6）前連合部を補強するため，前頸筋の一部を有茎筋弁として回転し，同部を被い固定する。

7）甲状軟骨翼断端の開大固定のためのシリコン板を上下につける。前連合部にはつけない。

8）声を確認し，層別に創面を縫合し手術を終える。

9）術後1週間は沈黙療法。

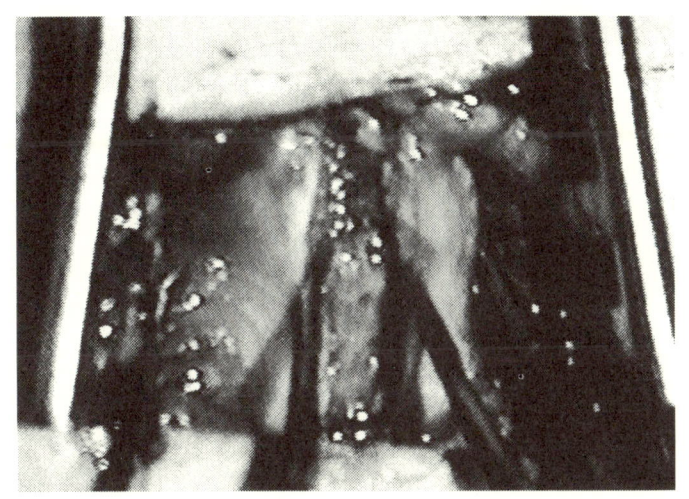

図3　症例2。断端縁を開大すると「あー，非常に楽です」と言い，つまった感じがない声が出た。これがこの手術の原理をすべて説明している。

術後経過：術後の経過は順調で，発声はきわめて容易となり，ほぼ正常音声となった。

喉頭ファイバー所見：前連合部に白色の小膜様物を認めたが，音声には影響なく（小穿孔前連合ではなく，それよりやや上方であった），術後経過とともにこの小膜様物は，消失した。術後3年3ヵ月経過するがまったく再発の徴はない。

症例2：46歳，男性，公務員

　平成1年甲状腺機能亢進症といわれ，その頃より少しずつ声がつまり会議で緊張すると声が出にくかった。但し本人は甲状腺機能亢進症が原因とは思っていない。声は10年来ほとんど不変。会話の初めが詰まり，断続的いわゆるスタカットタイプである。／ア／持続発声でも長文持続朗読でも後半は緊張のない自然な声になる。非常に高い声で／ア／持続発声をすると途切れがほとんど無くなる。tremorの要素もある。

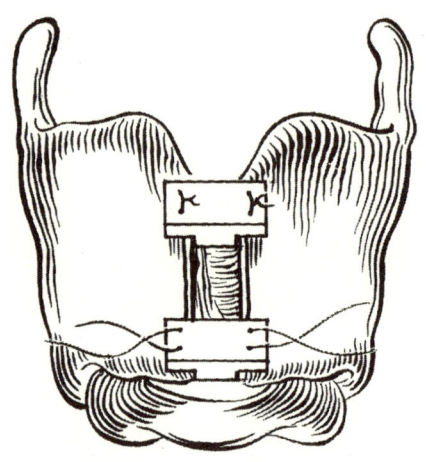

図4　前連合付近に穿孔を作らず，断端縁の
開大固定のみを行った場合（B法）。これで十
分なことが多い。

喉頭所見：発声時披裂部が前方に変位するが，仮声帯はあまり内転せず声帯
は見える。後方声門間隙を認めない。

手術：局麻下に甲状軟骨形成II型（midline lateralization）を行った。甲状
軟骨を正中断し，断端を開く（約3mm）と（図3），「あー，非常に楽です」
と言い，つまった感じがない声が出た。術後の拘縮，癒着などを考慮して
開大幅は4mmとし，そのように上下2個の楔（shim）を作り固定した
（図4）。前連合に穴をあけなかったので，手術は短時間（約40分）で済ん
だ。

術後経過：経過順調で1週間で退院。本人は声が出し易くなったといい，妻
は声が若返ったと言っているとのことであった。術後10日目所見は声はや
や気息性で「アー」が「ハー」に近くなる。声帯はいわゆるbowingという
所見で（図5）前中1/3のところが外側に引かれた形に凹状になり，発声
時声門間隙を認めた。楔の幅を狭くすることを考えたが，経過とともに間
隙は殆ど無くなり気息性も消褪した。術前のつまった感じはまったくなく

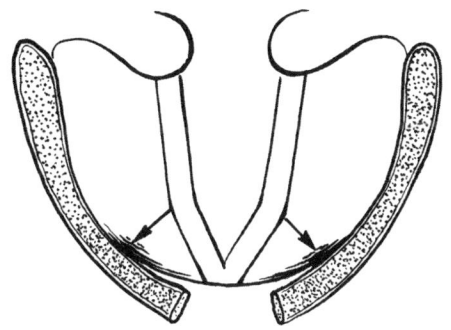

図5　B法を行った場合，術後，声帯は弓状を呈
する傾向がある。その理由を示す。

なり，術後1年11ヵ月現在，再発の徴もなく本人はきわめて満足している。
予想に反して声の震えも消失した。

症例3：80歳，女性

　10年前，精神的ショックを受け，以来声がつまった感じで途切れるよう
になった。現在まで治療法はないといわれ，気功，呼吸法などを試みたが
無効であった。会話時，断続的発声になるが，時に殆ど正常に近いことも
ある。発声の初めがつまったようで破裂性起声が多い。喉頭所見は症例2
と似ており，披裂部が前方に引かれるが声帯はよく見える。3例の内では詰
まった感じは最も軽度である。

手術：症例2と同様の手術を行ったが，異なる点は喉頭が小さく（正中での
上下長は15mm，軟骨はもろく切断にはごく細のバーを用いた。ごく僅か
1-2mm広げるだけで声は改善したので開大幅は2mmとした。シリコン
楔の中央突出部が前連合の軟部組織を圧迫し声が嗄声となるので，突出部
を殆どなくした。シリコンの下に生じた小死腔は筋弁で閉塞した。良い声
が出るまで，頭位を変える，水を少量飲ますなどしながらシリコンを調整
し時間を要した。術直後はまったく正常発声であった。

術後経過：経過は順調であったが，1週目に発声させると，またややつまった感じで，声帯の腫脹の影響も考えられたので，ステロイドを1週間投与した。術後1年3ヵ月，自覚的にはまったくつまった感じがなくなったとのことであるが，喉頭所見では未だ披裂部が喉頭蓋に向かって引かれる感じはある。言葉の途切れは殆ど改善したが，緊張すると少しつまった感じが残っている。友人は前と違ってうんとよくなったと言ってくれるとのことである。

　症例4，5，6は症例1-3と異なる点を中心に簡単に述べる。

症例4

　高度のfocal dystoniaが眼瞼，右頸部筋肉にもあり，音声障害は粗糙性嗄声だが比較的軽度。嚥下障害が軽度にあり，喉頭上に唾液貯留が著しく，そのための粗糙性嗄声の要素もある。患者のたっての要請により手術した。特徴的なことは甲状軟骨の石灰化が著しく，きわめて厚い軟骨であった。ようやく切断したが，堅く開大が殆どできない状態であり，シリコン挿入を諦め，ゴアーテックスを4重に折り畳んで間に入れた。術後これが前連合を徐々に圧迫したようで，発声困難を訴えたので術後1ヵ月余で再手術し，これを除去し，正中は元に戻し，甲状軟骨側方で後ろ2/3を前方に重ね，緊張をとり，わずかに外転する手術を行ったので声は多少出しやすくなったが，唾液のため，粗糙性嗄声はあまり変わらない。適応を考える点で重要な症例である（唾液，いくつかのジストニア間の影響，頸筋痙攣と甲状軟骨）。

症例5

　受付で人の名前を呼ぼうとするとつまって呼べない。日常会話は声は小さくか弱いが痙攣性の特徴はあまりない。喉頭所見は声帯前方が過閉鎖で後方はむしろ線状の間隙がある。1年以上経過観察したが変わらず，本人の

たっての希望もあり手術を行った。術中テスト音声は母音では駄目で，人の名前を呼んでもらった。その際，口唇がまず震え緊張して，つまった声であった。甲状軟骨開大により徐々に力が入らなくなり，本人はなんだか変な感じと繰り返し言っていたが，言いやすいとのことで，やや気息性で広い目かと思ったが再発防止を考え，本人とも相談の上4mmの開大とした。術後間もなくは，やや気息性であったが，努力性は無くなり本人はきわめて満足した。

症例6

　アムステルダムでの音声外科ワークショップの際の手術生供覧の症例である。症例2と音声の特徴は似ているが，ボツリヌストキシンで2-3ヵ月は良かったが再発とのこと。声帯は後方が過内転し，前方はむしろやや狭い間隙があるかと思われる症例。術中，甲状軟骨断端の開大により「まったく前のような声」と本人は満足し4mmで固定する。見学者からはなぜ効くのかよくわからぬというような質問がいくつかあった。

7．手術の適応

1．声帯の過内転による音声障害（声で判定）。
2．ボツリヌストキシン（キシロカイン，アルコールなど）有効例。
3．他のfocal dystoniaを合併しない方が望ましい。唾液貯留例（spasm of the cricopharyngeal muscle ?）には要注意。
4．神経疾患，音声訓練有効例を除く。

8．手術のメリット

1）再発が殆ど考えられない（他の focal dystonia，たとえば respiratory dystoniaなどが新たに生じれば別）。
2）正常機能を障害しない。

３）可逆性（万一無効なら術中にまったく手術前の状態に戻せる）。

４）再調整可能。

9. 合 併 症

　考えられる合併症はプロテーゼの移動，気道内への露出，あるいは気道内への穿孔とその結果の感染，炎症，軟骨膜炎などの可能性があり，各々の手技は正確慎重に行わねばならない。実際これらを経験したことは無いが，シリコンが薄い粘膜の下に透けて見えた例はあるものの露出していないので症状は無い。

10. 手術の成功

１．理論的成功と　２．技術的成功に分けられ，後者はまったく術者の責任である。

11. 手術法の選択とそのコツ

　痙攣性発声障害は実に多種多様である。病因はわからないとしても現象的に，声門の過閉鎖があるかどうか，あるとすればどういう型か，をまず明確に知る必要がある。現在，過内転型痙攣性発声障害AdSDに対しては，甲状軟骨形成術Ⅱ型（正中声帯外転型midline lateralization thyroplasty）の適応があることは理論的に，また6例の経験から断言できる。手術のコツ，問題点を列記する。

１．開大の手術法：移植ありか無しか。

　前連合部に穴をあけ移植片で閉じるA法（症例1）と，開けずに軟骨断端のみを開大するB法（症例2-6）を試みた。いずれも結果は満足でき優劣つけ難いが，各々特徴がある。

　A法についてはすでに詳述した[5),6)]ので略すが，移植のための縫合はかなりの技術を要し時間もかかる。

　B法による移植なしの方が圧倒的に簡単で，できればこの方法で行きたい。しかしこの方法では予想に反し軽度の声帯bowingを生じ，声門間隙はA法より広くなり，軽度気息性嗄声となる可能性がある。

　シリコン楔（シム）を糸で固定するため，糸が軟骨のみを通るよう，軟骨断端で軟骨とその下の軟組織を少し剥離するが，あまり幅広く剥離すると開大効果が減少する恐れがあるので，必要以上にしない方がよい。

２．開大幅：術中の調整で決めるが，経験からすると適正幅は3－4mmあたりではないかと考えられる。調整が重要なので，前筋には局麻注射をしないこと。

３．仮声帯の内転：仮声帯の内転はあくまで声帯の過内転の二次的結果であって，仮声帯のみを開大しようとしない方がよい。

４．固定法：固定は最も慎重を要する手技である。材料としてシリコン，ミニプレート，セラミック，自家軟骨などが考えられる。ミニプレートは便利そうだが前連合附近の軟部組織は薄いこと，軟骨が骨皮質に比べ脆いこと，石灰化など変化するかもしれないことなどから，筆者は今のところ使うつもりはない。シリコンが簡単で安全だと思う。ただしシリコンを細工した結果，尖った部分ができてしまい，それが軟部組織に向けられると危険。既製品，あるいは手製が考えられるが，あまり症例ごとの変化は無さそうなので，既製品あるいは術前に自分で作っておけば時間の節約になる。要は前連合を圧迫しないこと。

　合併症の防止には気道との遮断が重要で，筋肉弁とか，甲状軟骨膜弁を利用する。

５．声門所見の差：A法かB法を行うかで，また開大幅と剥離範囲で術後の声門間隙の形と程度が決まる。A法では術後声帯は直線的，B法では弓状になる可能性が高い。

６．トレモロ（声の震え），外頸筋の間代性痙攣に対する効果：甲状軟骨形成術Ⅱ型ではこれらには影響しないと一応理論的には考えられるが，症例

2のようにトレモロがなくなった感じもあり，未だ確定的なことはいえない。本症の発生原因が何らかの反射，フィードバックの異常と考えると効果があっても不思議ではない。しかし，あると断定できる段階ではない。

7．術中の調整：声を出しやすくする頭位，のどを湿らすこと，せき払いを時にはすることなどをして，声を出しやすい条件下で，開大幅をきめることも重要である。

12．甲状軟骨形成術の概念[18]

医学の基本的概念は先ず病因を解明し，その病因を除去するように，原因治療ないし根治的療法を行う。それが何らかの理由でできない場合には，やむなく症状を改善する姑息的ないし保存的な対症療法を行う。外科では先ず病巣を探しそれを修復する，あるいは取り除くという発想である。痙攣性発声障害も病巣がわからぬまま，この辺だろうということで，ある時は反回神経を切断し，ある時は神経筋刺激伝達をブロックする試みをしてきた。

発声障害に対する甲状軟骨形成術は概念がまったく異なる。対症療法で十分，というより根治治療より場合により良いという考えである。まったく何も悪くないところ（甲状軟骨）を手術するという発想には抵抗があり，この手術法の開発発展には時間がかかったともいえる。

発声機構を考えると，声帯をセットするまでとセットしてからとでまったくフィールドが異なる。セットするまでは生理的現象であるが，それ以後はまったく機械的，物理的現象である。発声障害の原因が生理的レベルにあり，根治治療が困難でも，次の段階，物理的レベルでこれを矯正することが可能である。これが喉頭形成術，ないし甲状軟骨形成術の基本的概念である。いわば，これは医学の挑戦を逃れてきた発声障害に対する最後の待ち伏せ攻撃である。

参考文献

1) Dedo HH : Recurrent laryngeal nerve section for spastic dysphonia. Ann Otol Rhinol Laryngol 85: 451-459, 1976.

2) Aronson AE, DeSanto LW: Adductor spastic dysphonia:three years after recurrent laryngeal nerve resection. Laryngoscope 93: 1-8, 1983.

3) Carpenter RJ, Henley-Cohn JL, Snyder GG:Spastic dysphonia: treatment by selective section of the recurrent laryngeal nerve.　Laryngoscope 89:2000-2003,1979.

4) 岩村忍,広瀬肇,竹内貴志子:痙攣性発声障害の外科的治療─反回神経甲状披裂筋枝の選択切断術─喉頭 6:55-63,1994.

5) Netterville JL, Stone RE, Rainey C, Zealear DL,Ossoff RH,:Recurrent laryngeal nerve avulsion for treatment of spastic dysphonia. Ann Otol Rhinol Laryngol 100: 10-14,1991.

6) Fritzell B, Hammarberg B, Schiratzki H, Haglund S, Knutsson E, Martensson A. Long-term results of recurrent laryngeal nerve resection for adductor spasmodic dysphonia. J Voice . 7:172-178 . 1993.

7) Blitzer A, Brin MF, Fahn S, Lovelace RE. Localized injections of botulinum toxin for the treatment of focal laryngeal dystonia(spastic dysphonia). Laryngoscope 98: 193-197, 1988.

8) Miller RH, Woodson GE, Jankovic J: Botulinum toxin injection of the vocal fold for spasmodic dysphonia: a preliminary report. Arch Otolaryngol Head Neck Surg 113:603-605,1987.

9) Kobayashi T,Niimi S, Kumada M, Kosaki H, Hirose H. Botulinum toxin treatment for spasmodic dysphonia Acta Otolaryngol Suppl (Stockh) . 504:155 157, 1993.

10) Morrison MD, Rammage LA,:Muscle misuse voice disorders: description and classification. Acta Otolaryngol (Stockh) 113:428-434,1993.

11) Aronson, A.E.: Clinical Voice Disorders : An Interdisciplinary Approach. 2nd Ed. Thieme Medical New York , 1985.

12) Isshiki N. Recent advances in phonosurgery. Folia phoniatr　32: 119-154 ,1980.

13) 平良達三,一色信彦,張田裕,大川正直,田辺正博:Spastic Dysphonia その外科的治療。耳鼻臨床 76:1887-1895,1983.

14) 本庄巌,本田啓二,高島凱夫,村上康子:痙攣性発声障害の手術的治験例。耳鼻臨床 70:319-322, 1977.

15) Tucker HM. Laryngeal framework surgery in the management of spasmodic dysphonia. Preliminary report. Ann Otol Rhinol Laryngol. 98:52-54,1989.

16) 一色信彦,山本ゆき子,前田秀夫:痙攣性音声障害に対する新甲状軟骨形成術。耳鼻臨床92:81-87,1999.

17) Isshiki N. Vocal mechanics as the basis for phonosurgery. Laryngoscope 108:1761‐1766,1998.

18) Isshiki N, Tsuji DH, Yamamoto Y, Iizuka Y. Midline lateralization thyroplasty for adductor spasmodic dysphonia. Ann Otol Rhinol Laryngol. 109:187‐193,2000.

19) Isshiki N, Progress in laryngeal framework surgery . Acta Otolaryngol. 120: 120‐127,2000.

20) 一色信彦,山本ゆき子,前田秀夫, 大森孝一,土師知行:けいれん性音声障害の外科的治療;その概念と手技。喉頭:12:26~30,2000.

5　痙攣性発声障害患者の抱える問題

中西由佳

　痙攣性発声障害（以下SDと略）は，発声困難という症状からくる問題はもちろんのこと，社会的認知度の低さに起因する心理的問題を伴う疾患と言える。第1項では，私自身がSDと診断を受けるまで，そしてボツリヌストキシン治療を受けて現在に至るまでの個人的な報告を書いてみる。ひとりの患者の経験を通じて，患者がどのようなことに悩み，生活上の困難を持つか，あるいは感情的な歪みを生じてしまうのかをご理解いただければと思う。また，第2項ではSD患者にアンケート調査を行い，実際のSD患者らの抱える問題は何か，その実態を具体的に把握しようと試みた結果である。これらの問題が引き起こされた経緯とその問題を解決する糸口はどこにあるかを分析と考察を加えて報告する。そして，第3項には，これらの研究結果から明らかになってきた今後の課題を加えてみる。

1．個人的体験

●声が出ない

　私が自分の声にコンプレックスを持ちはじめたのは15歳の頃であった。高校生だったある日，授業で教師から音読をするように言われた。しかしその時の声は，いつもより低く力んだようになり，それは読み進むうちに

聞き取れないほど途切れ途切れとなっていった。思えば、それは私がはじめてSDの声を聞いたときでもあったのだ。教室中がざわめき、かすかな笑い声も私の耳には届いていた。あの時の震撼は今でも克明に想い出される。それは「声が出ないこと」への辛さ以上に、「声が出ないことで笑われてしまう」と実感した衝撃のようなものであったと思う。私は家に帰ると部屋にこもり、その日起こった嫌な事件を何度も頭の中で思い浮かべていた。「なぜ、あんなことになってしまったのだろう？」二度とあのような思いはしたくなかった。それからというもの、私は音読の順番があたることを予測して、声をからすほど練習したものである。

　声が出しにくくなり、失敗経験を積むにつれて、発声に対する過剰な意識化が生じるようになってしまった。はじめは、音読の場面に限定して出ていた症状も、予測をこえて出現しては消失するようになり、次第に日常的な場面へと広がった。言いたいことがきちんと最後まで口にできず、話を途中で放棄してしまうこともあった。自分自身の力の及ばぬ事態をどうすることもできず、私は声を使用する場面を意識的に避けるようになっていったのだ。そして遂には「声を出して笑われるくらいなら、いっそ口など開くまい」「むっとしているか、笑っているかのどちらかだ」という、自棄的な気持ちも生まれていた。

●声と向かい合うこと

　私は長い間、自分に疾患があるという疑いを持てず、医療施設を訪ねることをあえて避けてきた。周囲にも病院で診てもらうよう勧める人は誰一人いなかった。私が医療施設に足を向けなかったのは、「人前で声が出ないのは、度胸が足りないせいだろう」と言われることほど、自尊心を傷つけられることはないと感じていたからである。そんなことは、すでに周りから言われていたし、あらためて医師から聞かされなくともわかっていたので、わざわざ出かけるつもりはなかったのである。それが、ひょんなこと

から病院へ出向くことになった。

　これより数年前に，とある新聞記事で言語療法士という職業がこの世に存在していることを知った。それからというもの，すでに就職はしていたが，いつかこの仕事につきたいとの漠然とした気持ちで過ごしていた。

　ある時，言語療法士の働く施設を見学することになり，そこで知り合った言語療法士から，この職業を考える前に自分の声のことをきちんと知ることが先決だと告げられたのである。

●診断名との出会い

　病院を訪ねることにはまったく乗り気ではなかったが，紹介された手前，むげに断るわけにもいかず，渋々ながら私は診察を受けてみることにした。

　診察室に入ると医師は私に「どうされましたか？」と訊ねた。私はこの質問に答えることに，しばし躊躇した。「かつて，この医者に，こんな訴えをした患者はいただろうか？」そんな考えが頭をよぎったからだ。しかし，もう逃げられなかった。私がのこのこやって来たそこは，診察室なのだから。そして，意を決して言ったと思う。

「おかしな話ですが，私は発声の仕方がよくわからないのです…」

　ひととおりの診察が終わると医師は私にこう告げた。「これは，心因性の病気ではありませんね。ケイレンセイハッセイショウガイという病気です。あなたをここに紹介した言語療法士は心因性だと考えたのでしょうが，あなたは違います。詳しい医者がいますから，紹介状を書きましょう」。それから付け加えて「今まで，かわいそうだったね」と言ったのである。張り詰めた緊張の糸が緩むというのは，こうした時のことだろうか。なんとか泣き面を見せずに診察室を退出することで精一杯だったのを覚えている。後になってわかったことだが，この医師は心因性発声障害について大変詳しい先生であった。

　もしこの時，医師から「これは，精神的なものです」と告げられていれ

ば，私は「はい，そうですか」と言って，二度と声のことで病院を訪れることはなかったと思う。私はたいへん幸運だったのだ。

　私が声のことで悩み始めてから，実に9年間の月日が経過していた。

●治療を受ける

　SDの診断がなされた後，今度は治療を受けるために紹介状をもらった病院へ出向いた。医師の説明によると，その治療は，「声帯に注射をするだけで，時間のかからない簡単なものである」，「ただし，その治療の効果は，1週間ほどして効果が現れ，およそ3カ月程度の持続しか期待できない」とのことだった。周囲の人はボツリヌストキシンという毒素を使用することに過敏に反応し，治療を受けることに否定的な声が多かった。一方，私はと言えば，何をやっても効き目はないに違いないという投げやりな気持ちがあった。むしろ，このような気持ちが治療を受けることへの抵抗をなくしていたのかもしれない。私はボツリヌストキシン治療を受けることに迷いはなかった。

　初めて受けたボツリヌストキシン治療の効果はてき面であった。その効果は2，3日ほどして現れ，かすれ声ではあったものの，いつも感じていた声の引っかかりは消失した。これまで伝えたくても喉もとで飲みこんできたことばが，次々にあふれ出るように感じられた。何か大きな支配から，解放されたような喜びであったと思う。2週間ほど経つとかすれていた声の状態が落ち着き，これまでできなかったことに挑戦してみたい気持ちにもなった。笑われるかもしれないが，真っ先に私がはじめたことは，留守番電話のアナウンスを吹き込むことだった。以前は，たった10秒程度のアナウンスを吹き込むのに，2時間を費やしてしまうこともあったのだ。大抵はうまくいかず，疲れて放り出してしまうのが落ちだった。ボツリヌストキシン治療を受けてはじめて留守番電話に声を吹き込んだ時，たった一度の録音で自分の満足いくできあがりとなり，ひどく驚いた。当たり前に声

が出るというのは，こういうことだったかと感慨深かった。

　うまく発声できない理由が疾患であるという認識は，長い間抑圧してきた私自身の心理的不安を取り除き，健康な思考を取り戻すために充分なものとなった。思えば周囲のすべての人たちが私の発声の状態を非難しているわけではなかったのである。これまで，声の状態が悪いことに罪の意識を持っていたことに気がつき始めた。確かに，私は他人の無理解に傷つくことはあっただろうが，本当の意味で私を許さなかったのは，私自身であったことを改めて知ることになった。

　そして今では，私の音声症状を聞いて思わず笑ってしまったクラスメイトの反応は，SDの抱える問題を紐解いていく際の見落としてはならない重大なヒントとなった。もし，あの場面で私の音声症状が明らかな疾患として聞き分けられるほど異常性の高いものであったなら，クラスメイトはそれを笑わなかったかもしれない。つまり，それは疾患に対する認識の薄さによって引き起こされたと考えるようになったのである。

●副次的問題

　ボツリヌストキシン治療を受けて2カ月ほど経つと，私の声は時折つまるようになり始め，効果が薄れてきたことを実感せずにはいられなかった。落胆と戸惑い，そこには，ことばには表しがたい不安があった。

　私はボツリヌストキシン治療の効力がしだいに薄れてゆくとともに，SDの不安によって悩まされる生活に徐々に連れ戻されてしまったのである。これまで私は幾度もボツリヌストキシン治療を経験してきたが，今もって，薬の効果が失せてしまう時の，あの不安な気持ちがなくなることはない。「このままずっと薬に依存する形でやっていくしかないのだろうか？」こうした気持ちは，ボツリヌストキシン治療の効果がもたらす副次的問題とも考えられる。

2．SD患者へのアンケート調査

●アンケート調査の要旨

　ボツリヌストキシン治療を受けたことのあるSD患者を対象に，平成12年2月21日から4月6日にアンケート調査を実施した。調査対象35名のうち，有効な回答は28例（対象総数の80％）であった。質問項目や回答結果の詳細に関しては別掲（表1・章末に収載）を参照されたい。

　この調査の目的は，診断までの経過や社会生活上での困難に関して質問することで，SD患者の抱える問題を明らかにし，現状を把握することにあった。回答をよせたSD患者の意見を集約すると，SDの早期診断の重要性と社会的認知の向上を求めるものが主なものであった。しかし，現状でのSD診断は不確実であり，様々な点で課題が浮き彫りとなった。さらに，SDは治療施設や治療機会が少ないことから，診断後の患者への対応にも検討すべき点があった。

●対人関係の困難と社会生活上の行動制限

　「おしゃべり好きの私が，人前に出るのが嫌になり，ノイローゼになりそうでした」「身動きがとれなくなり，何度も死のうと考えました」「親しい友達と話をすることも億劫になり，どんどん内にこもるようになりました」。

　先に実施したアンケートに，SD患者から寄せられたことばである。社会生活上の問題では，必ずと言ってよいほど対人関係の形成の困難が挙げられる。また，声が出しにくくなったことで，SD患者には「電話での応対や人前で話すことが億劫になった」などの行動の変化や制限が生じている。「電話の鳴るのが怖いということが家人には理解されず，たびたび言い争いとなってしまう」などのように，SD患者個人のコミュニケーション不全の問題が家族にまで及んでいる例もある。さらに「常に声のことが頭を離

表2　社会生活上の問題

分類	記述内容	回答数
＜電話での応対＞	電話をするのが苦痛になった 電話を受けることが苦手となった 自然と電話にでなくなっていった　など	15
＜人前で話をする＞	人前で話す機会を避けるようになった 人と話をするのが嫌いになった コミュニケーションが思うようにできない　など	12
＜仕事上での困難＞	声が出にくいと休まなくてはいけない 営業の仕事が思うようにできない 仕事をやめた　など	13
＜友人関係が減った＞	友達の集まりさえも嫌なものと感じる 友人との交流も減り、どんどん内にこもっていった 人間関係がうまくいかなくなる　など	10
合計		50

れず，将来のことにも悲観的になった」「消極的になり，人目を避けて暮らすようになった」などでは，問題が患者の性格や人格形成にまで波及している。また「仕事場で受け入れてもらえない」「仕事を辞めた」など，以前と同様の社会生活を送ることに困難が生じている例も少なくない（表2）。

　しかしSD患者は，音声言語のすべての機能を失っているわけではない。たとえ聞き取りにくさはあっても，電話を使って用件を伝えることもなんとか可能である。にもかかわらず，音声がうまく出せないことが，正常な対人関係の形成を阻害しかねないほど，深刻な悩みに発展してしまうのはなぜだろう。

　小村（1989）[1] は，話しことばの具体的な機能として「自分の気持ちや感情を外に表す自己表現の機能」「発言を楽しむ機能」「社会生活が円滑になる対人関係円滑化の機能」「話し手と聞き手の両者の人間関係が変わっていく人間関係調節機能」などを挙げている。また，これらの機能は，社会生活を送る上で欠かせないものであるとも述べている。

　SDにおける症状の特徴が単に症状の問題にとどまらず，社会的場面を通

して人格にまで影響を与えてしまうのは，上記のような「話しことばの機能」がその役割を充分果たせなくなるからではないだろうか。

メーラビアン（Mehrabian, 1968）[2)]は，メッセージの全体の印象について次のような公式を示した。

メッセージの全体の印象＝0.07（言語内容）＋0.38（音声）＋0.55（表情）

この公式によると，メッセージの全体の印象は言語内容よりも音声のほうがはるかに重要な役割を果たすことになる。声はその人柄を伝えるに十分な機能を持ち，社会生活を円滑に送るうえで大切な役割を担っている。

また声は，メッセージに様々な「表情」をつけることを可能にしている[3)]。声の基本的な構成因子は，高低・強弱・持続・音質の要素から成り立ち[4)]，これらの変化や組み合わせによって，話し手の感情や考えを聞き手に伝える役割を持っている。SDは，この声の表情をつくることが難しくなる音声障害である。声が震える・つまるといった症状は，メッセージの全体的な印象が画一的となったり，伝わる内容と印象が話し手の意図とは一致しない形となって現れたりする。またSDの症状は個人の社会的評価に対し，否定的要素にすらなり得る。たとえば，会議での発言は，おどおどした印象を与えて説得力に欠けたり，他人に対する忠告のつもりが，冷静さを失い感情をあらわにした印象を与える可能性もある。SD患者は，パーソナリティそのものが否定的に受け止められかねない。

●コミュニケーション不安の形成

近藤ら（1996）[5)]は，「対人コミュニケーション状況では個人は常に相手から心理的，社会的承認を得るよう動機づけられている。そのため自らの行為に対する相手側の否定的な反応が予想された場合に，恐怖（コミュニケーション不安）を経験することになる。そして，コミュニケーション不安は個人にとって脅威的な事態を回避する方向，コミュニケーション活動

を抑制する方向に働く。否定的評価を恐れて行動を抑制したものの，今度
は抑制したこと自体が「臆病」「弱気」などの否定的評価を生み出してしま
う」と，コミュニケーション不安が形成されるプロセスを説明している。
このことから，先に述べたSD患者らの「電話での応対や人前で話すことが
億劫になった」などのコミュニケーション不安の成り立ちが理解される。

　対面しないコミュニケーションの場では，声の持つ「表情」はさらに重
要性を増す。そしてそれはSD患者がより一層難渋する状況でもある。電話
の応対はその典型例だ。たとえメッセージの内容が伝達されたとしても，
話し手による声の表情によって受ける印象は様々に異なってくるのであ
る。SD患者は「声が途切れてうまく話しが伝えられなかった」といった電
話に関する失敗経験の蓄積から，次に電話を使用する際の事態を予測し，
電話を取ることも掛けることも，避けたいと感じるだろう。仮に，どうし
ても電話でしか果たせない用事がある場合，一刻も早く用事を済ませるた
め，とにかく用件だけを伝えようとするかもしれない。けれども残念なが
ら，周囲の人がこうした患者の状態を察することは難しいと言わねばなら
ない。

　アンケート結果では，周囲の否定的反応も多くあげられた。中には「声
がおかしいよ，喉頭ガンじゃない？」や，「真似をされて，とても嫌な思い
をした」など，無分別な物言いに傷ついた例もある。さらに「風邪をひい
ているの？」「泣いているの？」という何気ないことばですら，SD患者に
とっては聞き手が自分の話す内容よりも，声の状態に注意を向けているこ
とを思い知らされ，伝えようとする意欲を減退させていることがわかった。
こうした経験が累積し，コミュニケーションに対する活動の抑制と心理的
不安の増長が起こった結果，患者はいくつもの問題を抱えるようになった
と考えられる。声が出しにくくなってから，社会生活上にどのような変化
があったかを質問した結果にも，コミュニケーション不安の形成を示唆す
るものが存在した（**表2**）。

●周囲の対応

SDによりコミュニケーション不安が生じてしまった状況を解決するためには，症状に対する周囲の理解が不可欠と考える。そこで，SD患者が人前で話をしなければならない場面に遭遇した場合の周囲の対応に関して，SD患者自らはどのように考えているのか意見を求めてみた。回答には「発言の権利は公平にあるべきだが，努力してもできないことを同等にさせることは公平ではない」「症状の度合いによって異なるので，その時々のできる範囲をさせてほしい」「人前で話などさせないで欲しい」などが挙げられた。周囲の対応に求めるものは一貫しているものではなく，患者との話し合いの結果，その都度対応されるべきと考えるものが多かった。

周囲の対応という点では，患者の家族には理解者としての機能が期待される。しかしながら身近な人であるほど患者を思いやるあまり，むやみにそれを克服させようと試みることもある。すると，患者は自分の置かれた現状との板ばさみとなり，悩みを告白する場所すら失いかねない。こうしたことから問題が複雑化し，家族関係さえうまくいかなくなることもある。このような事態を招かぬよう，医療関係者は患者の家族に対しても充分な説明とフォローを行う必要がある。

特に若年層のSD患者は，低年齢ほど保護者などの身近な大人の考え方に影響を受けやすく，きわめて配慮が必要である。その環境づくりという意味では，学校関係者のSDに対する認識は欠かせない。福岡県内1校，長崎県内3校の中学および高校教諭計100人に行ったアンケート調査から[6]，授業でうまく話せない生徒の原因を90.3％の教諭が緊張のためと判断し，仮にSDなどの音声障害であっても，それとは気づかない危険性が高いという結果が出た。SD患者が学校生活で不利益を受けないためにも，学校関係者の音声障害に対する理解と受容的環境づくりが望まれる。

●早期診断の重要性

　非公式な統計だが，北米におけるSD患者の数は約6,000人に1人であり，オーストラリアでは約10,000人に1人の割合で発生しているという。一方で日本のSD患者数は非常に少ないといわれている。しかし，社会生活を送るうえで問題を抱えながらも潜在化するSD患者は存在しているのではないだろうか。そしてその潜在化には少なくとも二つのタイプがあると考えている。

　まず，一つめのタイプは，はっきりとした病識がなく，症状は精神的なものからくると自分自身で判断し，受診さえしない患者の場合である。私もそうした患者の一人であった。

　SDの症状である声の震えやつまりは，周囲の人や患者本人が疾患によるものと判断することが難しいと思われる。こうした経験は誰にでもあることで，これが異常としては，なかなか捉えられがたい。一般的に，ある人の声が異常であるか，正常であるかの判断は，その声が発せられた場面や条件，聞き手の好み等によって左右されるものであり，一律的な定義は難しい。声の正常・異常の判断基準は，場面や文脈など目的にふさわしい声か否かにあり，その許容範囲にはかなりの幅があると考えられるからである[7]。ことに日本においては諸外国に比べ，声に対する関心が高いとは言えず，これが不快と考えられるような声にも寛容であることに通じている[8]。患者が声の異常に気づいてから，医療施設を訪れるまでに要した時間を質問した結果では，3カ月以内に訪れた患者は26人中8人にとどまった。すぐに病院を訪れなかった理由には，「声が出しにくかったが病気であるとは思わなかった」というものが最も多く，ついで「風邪だと思っていた」「精神的なものだと思っていた」「声の使いすぎだと思っていた」などが挙げられた。

　加えてSDの場合には，症状が身体的な痛みや目に見える異変を伴わないことも，疾患としての自己認識を難しくしていると考えられる。

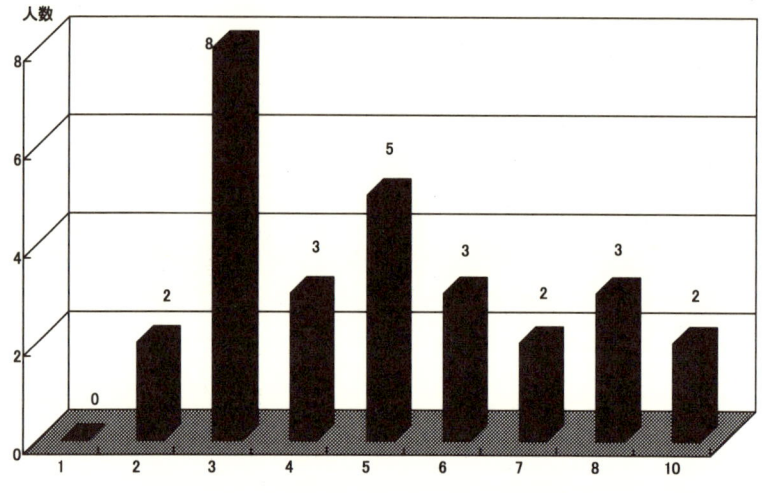

図1　SDと診断されるまでに要した施設数

　二つめのタイプは，病識があっても，SDと診断されなかったことによって潜在化したと思われる患者である。

　図1は患者が声の異常に気がつき，病識を持って医療施設を訪ねてから，SDの診断を受けるまでに要した来院数を示す。SD患者らは少なくとも2件，多いものでは10数件の医療施設を訪ねてきている。また，SDと診断されるまでの間，患者は医師によっては，色々なコメントを受けてきたことがわかった。その多くは明確な診断がなされず，「これは精神的ストレスによるものです」や「気にしすぎですよ」など，患者自身の認識に問題があるとされたものを含んでいた。

　場面による症状の違いからか，SDは往々にして心理的側面だけが取り挙げられやすい疾患である。しかしながら，心理的負担と音声の状態には，密接な関係があることを忘れてはならない。患者は声が出しにくいことを悩み，医療施設に足を運びその症状を訴えるが，医師による問診では，対人コミュニケーションに支障が生じていることや職場でのストレスを訴え

表3　SD患者が医療に望むこと

分類	記述内容		回答数
＜治療面＞	治療できる施設・機会を増やして欲しい		10
	ボツリヌストキシン治療の健康保健適用		4
	ボツリヌストキシン治療への不満		2
	精神面でのサポート		1
	将来的なボツリヌストキシン治療の継続		1
		計	18
＜診断面＞	医療関係者にSDのことをもっと知って欲しい		6
	診断できる医療施設が増えて欲しい		3
	診断する際の医師の態度を改めて欲しい		3
		計	12
＜研究面＞	病気の原因を解明し、完治する方法を究明して欲しい		6
	診療科間の連携強化		1
		計	7
＜その他＞	事後調査の徹底と患者へのフィードバック		
	治療方法など、SDに関する情報をすべて教えて欲しい　など		
		計	7
		総数	44

ることから，医師からは安定剤が処方されるのみで診療は終了される。現状では，専門医の中ですらSDの認識が低く，そのことが患者を潜在化させているという側面は否定できない。

　これまでSD患者は，教師や僧侶などの声をよく使う職業に多いと言われてきた。それはこうした職業の人ほど，自らの声の変調に敏感であり病院に足を運ぶ意欲も高く，その結果SDであるという診断を得ることができたからかもしれない。SD患者が求めた医療側への要望では，「医療関係者のSDに対する知識・情報不足」を指摘するものと，「音声異常の訴えに対する対応への不満」が主な内容であった（表3）。

　正しい診断がもたらす精神面での効用は計り知れない。私自身がそうであったように，責任を自分の中に探す必要がなくなり，「疾患」に責任を転嫁できることで，自己嫌悪の日々から逃れることが可能になる。医療側の認識不足は患者の正しい自己理解を妨げるにとどまらず，混乱さえ招きか

表4　診断されたことで「前向きになった」とした回答の内訳

分類		記述内容	回答数
精神的な問題ではない とわかったから	◆	精神的要因だと思っていた頃は、「自分の心が弱いから」、「緊張する性格が悪い」とひたすら自分自身を責めていましたが、病名が判明して、その自責の念から逃れられました。	6
	◆	診断名がわかったことにより、気分が楽になった。	
	◆	何かわからないという、どうしようもない不安感が少し減り、病気と向き合おうとする前向きさを持てるようになった気がする。　など	
治療法の存在を知った から	◆	ボツリヌストキシン注射による治療を受けるまでの間、かなり落ち込んだ。治療を受けて声が出せるようになってから、SDという診断を受容して、共存していこうと考えられるようになった。	5
	◆	現在はボイストレーニングやボツリヌスなどの手段にめぐり合えて前向きに考えている。	
	◆	一時的にせよ、緩和させる処置が準備されていることが何よりうれしい。　など	
同じ病気の人の存在を 知ったから	◆	私一人ではなく、同じ思いの人がいるということが今の私にとっては、大きな支えとなっています。	5
	◆	障害という言葉から受ける抵抗感（悲壮感にも似た）はあったものの、同じ病気の人がいらっしゃることを知り、気持ちが楽になった。	
	◆	自分だけでなく同じ病気で苦しんでいる人もいるとわかったので気が楽になった。少しでも早くたくさんの人に理解してもらえるようになれ ばいいなと思った。　など	
病気についての説明を 受け納得したから	◆	やっとわかっていただける先生にもめぐりあえ、不安も心の中にずっとありましたが、ほっと安心し前向きにいろいろと考えられるようになったと思います。	2
	◆	原因不明の間はあれこれ悩みましたが、病名がわかり、病気についての説明を受け納得してからは大変楽になりました。	
その他	◆	いずれ治るだろうくらいに思っていることがいいのではないかと捉えている。	1
合計			21

ねない。ここで，SDと診断されたことによって障害受容がより容易となったSD患者からの手紙を紹介したい。

「大学4年生の春，声が出にくいことに気づきました。徐々に悪化し，やがて生活に支障が出るようになってから，病名がわかるまでに2年かかりました。私の場合，病名が判明するまでが一つの山でした。数カ所まわった病院で「精神的なものですよ」という医師のことばを聞くたびに，自分自身の中に原因を求めざるを得なくなり，それが一層自分を苦しめました。ですから，痙攣性発声障害と判明したとき，「病気のせいなのだから，私が悪いわけではないのだ」という思い。その時点で私の苦しみの多くが完結しました(略)」。

SD患者らの「感情の歪み」の深刻化は，SDの早期発見により多少なりとも軽減可能な問題である。早急で適切な診断ができる施設を増やすことは，医療側の急務であると考える。

●治療における問題

ボツリヌストキシン治療は，SDに対する世界的に主流の治療方法である。この治療法の最大の利点は，効果の即効性にあると言える。その効き目は，SD患者の単なる症状の緩和だけではなく，社会生活全般に及んでいた支障さえ取り除いていくだろう。アンケート調査結果においても，注射によって自己実現がより可能になったという記述がみられた(表4)。しかし，ボツリヌストキシン治療によって患者が抱える問題のすべてが消失するわけではない。この治療を受けることで新たな問題を生じることもある。

アンケート調査で，SDによって不安になることを質問した結果からは，ボツリヌストキシン治療そのものが継続されるかという不安や，副作用についての心配が挙げられた。また，抗体が生成されて効力を失うことを危惧する回答も挙げられた(表5)。

現状では，たとえ診断が可能であっても，ボツリヌストキシン治療をは

表5　SDによって不安や心配になること

分類	記述内容	回答数
<ボツリヌストキシン関連>	ボツリヌストキシンの副作用・抗体について	5
	ボツリヌストキシン治療が今後も継続できるか	4
	ボツリヌストキシンの効力が短い期間であること	2
	ボツリヌストキシン治療を受け続けなければならないこと　など	2
	計	14
<将来的なこと>	一生この病気と付き合わなければならないこと	8
	症状が悪化するのでは	4
	遺伝するのでは	2
	別の場所もジストニアになるのでは	1
	心臓に負担がかかり、心臓病にならないか　など	1
	計	17
<社会生活面>	SDが主因となって不採用になること	3
	情緒不安定・性格的に問題ありと判断される	2
	性格が内向的になること	2
	仕事の内容が良くても、長続きしない　など	1
	計	17
	総数	48

　じめ，SDに対する治療やフォローを行っている施設は稀であり，結局いずれの治療も受けられず，いわば放置された状態となるケースがあるようだ。患者の入手できるSDの情報はごく限られており，それを判断する材料にも乏しい。患者に正しい情報を提供し，治療の選択肢を広げることも大切なことである。

　また，ボツリヌストキシン治療を継続している患者のもっとも大きな問題は，治療の効果は一時的なものであって，永久的に持続するものではないことにある。現在は，1年間におよそ10回程度のボツリヌス治療が予定されており，この限られた治療機会を患者は大変心待ちにしている。患者が次回の治療日までに効果が切れることを恐れて，まだ充分治療効果が残っているにもかかわらず，再度治療を希望し，診察室を訪れることがたびたびある。患者は「今，声の調子が良いのはわかっています。でも，これか

ら1カ月先の治療日まで，この状態が続くかどうか自信がなくて，とても不安なのです」といって治療を望むのである。次に示す患者のコメントは，治療効果の変動がもたらすSD患者の心理面への影響を如実に表わしている。「（薬がいつ切れるかと思うと）いつも遠慮気味になり，新しいものに踏み出せない。本当の，今までの自分を消滅させてしまうのではないかと言う危機感。自己喪失」患者の置かれた不安定な精神状態がうかがい知れる。

　SD患者がこのようにボツリヌストキシン治療に大きく依存してしまうことは，（効き過ぎによりかすれ声になるなどの）身体的な健康のみならず，患者の心理面の健康においても，決して好ましいこととはいえない。加えて，現状では治療施設が限られていることも，あせりに拍車を掛けていると言える。もし，いつでも，どこに住んでいても治療が受けられるならば，患者のこうした不安は薄れ，薬への依存は多少なりとも軽減できるのではないだろうか。

　ボツリヌストキシンについては，厚生省が1997年4月より，眼瞼・片側顔面けいれんのジストニア治療に用いることを正式に認めた。これにより，現在全国200数カ所の治療施設を有している。また，精神面でのサポートの必要性に鑑み，眼瞼・片側顔面けいれん患者に対して，相談窓口としての機能を持つ電話情報センターの設置にまで至っている[9]。SDに対するボツリヌストキシン使用の厚生省認可を得ることができれば，患者のニーズを満たせるだけの治療機会が増えるだろう。また，これにより患者の抱える当面の問題を多少なりとも軽減できると考える。しかし，言うまでもなく，SDを完治させるのが最善の方法である。

　医療に対する要望を求めたアンケート結果においても，「病気の原因を解明して欲しい」という回答や「完全に治す方法を研究して欲しい」という研究面に関する要望は多かった（表3）。日本では患者の絶対数も少なく，解明するのは難しい病気であることは承知しているが，この先，SDの研究が

進み，SD を完治する方法が1日も早くみつかることを切に願うものである。

3．SD患者を支えるために

●カウンセリングとチームアプローチ

　一見して，軽度と思われるSD患者でも，異常なほどそのことを気にする人もいれば，重度の音声障害と思われる症状を呈していても，臆せず明るい表情で話す人もいる。声や話しことばの特徴が障害となるかどうかは，周囲の人々の態度，それに対する本人の対応，自己評価，生活状態などによって異なる場合がある。逆に考えれば，話しことばの異常の軽重は，必ずしもその話し手の持つ心理的歪みの度合いと対応していないということになる。

　おそらく患者は医療施設を訪れるまでに，度重なる社会的な不利益を孤立無援で抱えてきている。コミュニケーション不全の問題は患者の正しい自己理解を妨げ，すでに社会生活上に支障をきたしている場合も少なくないに違いない。診断や治療は，確かに患者にとって大きな意味を持つ。しかしながら，患者がSDと診断され，治療する段階に至っても，社会生活上の行動制限や不安，心配がすべて消失するわけではない。SDの原因はいまだ明らかにされておらず，決定的な治療法も見つかっていない。このことが，「一生この病気と付き合わねばならないのか」などの将来的な不安を引き起こし，「症状が悪化するかどうか」や「別の部位もジストニアになるのでは」といった病気の進行に対する懸念を生んでいる。さらに「自分に子供ができた時，その子にも同じ障害が出るか」と遺伝を心配する声など，患者の不安は尽きることがない（表5）。それゆえ，SD患者に対する心理的なカウンセリングは大きな意義を持ち，患者はこれを必要としている。カウンセリングの専門家だけでなく，その他の医療従事者や学校関係者など，SDに関わるすべての人々に，こうしたアプローチが少なからず求めら

れている。また，診断，治療後もSD患者に対する充分な説明と継続的なフォローが必要である。そして，これらを実現するには，耳鼻咽喉科医を中心とする，言語聴覚士，臨床心理士，神経内科医，精神内科医，心療内科医，リハビリテーション科医らによるチームアプローチが望ましい。

　同様に，SD患者をとりまく環境の調整にも努力していただくことを強く要望したい。患者本人が疾患の説明を行うことは負担が大きく，不充分に終わることが予想される。周囲の人が正しい認識を持つためには医療側のサポートが必要不可欠と考えられる。社会的認知の向上は，潜在化すると思われるSD患者の掘り起しにも繋がり，この点においても医療の担う責任は大きいと言える。

●患者の会

　診断を受けたことで障害受容が容易となったという患者の中には，そのきっかけとして「同じ病気の人の存在を知ったこと」とする意見もあった（表4）。

　すでに米国・欧州・オーストラリアにおいては，SD患者によるセルフ・サポートグループが存在し，SDの一般認知を高める活動や，患者やその家族を含めたサポート活動が展開されている。日本でも1999年，ボツリヌストキシン治療を受けている患者を中心に患者の会が結成され，現在活動中である[10]。

　活動は，会員の精神面でのサポートと社会的認知度をあげるための広報活動に大きく分けられる。それはそのまま患者個人が抱える課題とも重なっている。前者はピアカウンセリング[11]などを用いたサポートに加え，患者同士で支え合うためのネットワーク構築と情報提供が主な活動。後者は，マスコミなどへの働きかけや，ホームページ開設といった活動が中心になっている。今後は患者の掘り起こしや，団体としての医療施設への働きかけ，病状解明のための協力といった活動を目指している。また，こう

した活動を通して社会に対する達成感を得ることで，疾患によって脅かされた自己理解を取り戻すことも期待できる。これからの生き方を考える場としても機能していくことが望まれる。

謝　辞

　本研究の調査にあたっては，SDの会の皆さまに多大なご協力をいただきました。また，本稿の執筆にあたって，小林武夫先生をはじめとする諸先生方に大変お世話になりました。心よりお礼を申し上げます。

引用・参考文献

1) 小村欣司 他: 言語障害児教育 56-57. 1989 日本文化科学社
2) メーラビアン (Mehrabian,A.): Communication without words. Psychological Today 2 53-55. 1968
3) 松尾太加志: コミュニケーションの心理学 1999 ナカニシヤ出版
4) 7) 米山文明: 声と日本人 104-105. 1998 平凡社
5) 近藤真治 他: コミュニケーション不安の形成と治療 19-22.31-32. 1996 ナカニシヤ出版
6) 中西由佳 他: 学校教育における痙攣性発声障害の現況 総合リハビリテーション 24巻7号 655-658. 1996
8) 小林武夫: 声と医学 JOHNS Vol.12 No.6 753-754. 1996
9) 眼瞼・顔面けいれん電話情報センター 0120-611094
10) SD(けいれん性発声障害) の会 : 〒814-0104 福岡県福岡市城南区別府7-6-21 http://www.d3.dion.ne.jp/~yukan e-mail:yukan@d3.dion.ne.jp
11) ピアカウンセリング: 自立生活への鍵～ピアカウンセリングの研究 1992 ヒューマンケア協会

表1 アンケートの質問事項とその結果

1．あなたの年齢と性別をおしえてください。
　　対象：ボツリヌストキシン治療を受けたことがある SD 患者35名中, 28回答
　　　　　（80.0%）が分析対象。
　　性別：男性 4 人（14.3%）, 女性24人（85.7%）。
　　年齢別人数：10歳代が 1 人（3.6%）, 20歳代が 8 人（28.6%）, 30歳代が 4 人
　　　　　　　　（14.3%）, 40歳代が 4 人（14.3%）,
　　　　　　　　50歳代が 5 人（17.9%）, 60歳代が 6 人（21.4%）。

2．最初に医療機関を訪れたのは，症状に気づいてからどのくらい経ってからですか？
　　有効回答者は28人。「b. 3 ヶ月〜1 年」が14人（50.0%）と最も多く，次いで「a.
　　すぐに訪れた」が 8 人（28.6%）,「c. 1 〜 2 年」が 3 人（10.7%）,「d. それ以上」
　　が 3 人（10.7%）であった。

3．2 の質問で a 以外に○をつけた方に質問します。すぐに医療機関を訪れなかったの
　　はなぜですか？
　　有効回答者28人の総回答数は30（複数選択可）。「a. 声が出しにくかったが病気であ
　　るとは思わなかった」が11人（42.3%）と最も多く,「c. 精神的なものだと思ってい
　　た」が 5 人（19.2%）,「b. 風邪だと思っていた」が 3 人（11.5%）,「d. 声の使い
　　すぎだと思っていた」が 3 人（11.5%）,「e. その他」が 3 人（13.6%）, 無回答が 1
　　人（3.8%）であった。

4．声が出しにくくなってから，これまでに診療を受けた病院数（施設数）は，何件で
　　すか？
　　有効回答者は28人。3 件が 8 人（28.6%）と最も多く, 5 件が 5 人（17.9%）, 4 件が
　　3 人（10.7%）, 6 件が 3 人（10.7%）, 8 件が 3 人（10.7%）, 2 件が 2 人（7.1%）, 7
　　件が 2 人（7.1%）, 10件以上が 2 人（7.1%）であった。（図 1 参照）

5．けいれん性発声障害と診断されるまでのすべての診療経過を教えてください。
　　有効回答者28人の, SD と診断されるまでの来院総数は138件。平均来院数は4.92件
　　であった。
　　最初に訪れた医療施設でSDと診断された症例はなく, 2 件目という回答は 2 人。そ
　　のいずれも音声外来への紹介であった。
　　以下は, SDと診断されるまでの, 診断名および治療法を自由記述形式による回答で
　　求めた結果である。それぞれの医療施設での対応ごとに以下のカテゴリーに分類し
　　た。

1 他疾患の疑い	25件（28.7%）	SDではなく他の疾患と診断された（もしくはその疑いがあるとされた）回答
2 異常なし／診断不可	24件（27.6%）	「特に異常がない」もしくは、「わからない」「原因不明」と診断された回答
3 他院を紹介された	10件（11.5%）	別の診療科や医療機関を紹介された回答
4 精神的な問題	13件（14.9%）	「ストレス」や「気のせい」などの精神的な問題であると診断された回答
5 その他	15件（17.2%）	上記のカテゴリー以外の回答

6．声が出しにくくなったことで，あなたの社会生活上の行動に変化（影響）はありましたか？

自由記述形式による質問。有効回答者28人の総記述数は66（複数可）。共通する内容ごとに以下の2つのカテゴリーに分類した。

| A 行動的側面 | 50記述（75.8%） | SD患者の社会生活における行動の制限。 |
| B 心理的側面 | 16記述（24.2%） | SD患者が社会生活で制限を受けた際の心理状態を表した記述。 |

「A　行動的側面」と分類した50記述を，更に具体的な行動別に以下の4つの下位カテゴリーに分類した。（表2参照）

1 電話での応対	15記述（30.0%）	「電話での応対で何回も嫌な思いをする」　など
2 人前で話す	12記述（24.0%）	「人前で話をする事を避けるようになった」など
3 仕事上での困難	13記述（26.0%）	「仕事もできなくなった」　など
4 友人関係が減った	10記述（20.0%）	「友人との交流も減り，どんどん内にこもっていった」　など

7．「けいれん性発声障害である」と診断されたことで，あなたの心境に変化を与えましたか？

自由記述形式による質問。有効回答者28人の回答を，共通する内容別に以下の4つのカテゴリーに分類した。

A	前向きになった	19回答	（67.6%）
B	後向きになった	1回答	（3.6%）
C	それ以外	6回答	（21.4%）
D	無回答（無効含む）	2回答	（7.1%）

更に，「A　前向きになった」と分類した19回答を，その理由の記述ごとに以下の5つの下位カテゴリーに分類した。総記述数は21（複数可）。（表4参照）

1	精神的な問題ではないとわかったから	6回答	（28.6%）
2	治療法の存在を知ったから	5回答	（23.8%）
3	同じ病気の人の存在を知ったから	5回答	（23.8%）
4	病気の説明を受けて納得したから	2回答	（9.5%）
5	その他・不明	3回答	（14.3%）

8．職場や学校では，電話を受けたり，人前で発表するなどの場面が生じます。けいれん性発声障害をもつ人への周囲の対応には，以下の2つの方法が考えられます。これらについて，あなたのご意見をお聞かせください。
　①他の人と同様，公平にするべき　　②なるべく，させるべきではない
　自由記述形式による質問。有効回答者28人の回答を，内容別に以下の4つにカテゴリーに分類した。

1	他の人と同様にするべき	7回答	（25.0%）	「公平でないと，差別をうける気がする」，など。
2	なるべくさせるべきではない	5回答	（17.9%）	「ものすごいプレッシャーであり，恥ずかしい思いをする」など
3	どちらともいえない	12回答	（42.9%）	「人によって程度が違うので人それぞれだと思う」など
4	その他（無回答を含む）	4回答	（14.3%）	

9．医療機関に望むことはどのようなことですか？
　自由記述形式による質問。有効回答者28人の総記述数は44（複数可）。共通する内容別に以下の4つのカテゴリーに分類した。（表3参照）

1	治療面	18記述	（40.9%）	医療に治療面での改善などを求める回答。
2	診断面	12記述	（27.3%）	診断の改善や，医療側がSDをもっと知って欲しいという要望。
3	研究面	7記述	（15.9%）	SDの研究を進めて欲しいという要望。
4	その他	7記述	（15.9%）	上記カテゴリー以外の回答である。「事後調査の徹底」など。

10. けいれん性発声障害を持つことからくる不安や，心配になることはどのようなこと
ですか？

自由記述形式による質問。有効回答者28人の総記述数は48（複数可）。共通する内容
別に以下の3つのカテゴリーに分類した。（表5参照）

1	ボツリヌストキ シン関連	14記述（29.2%）	ボツリヌストキシン注射治療に関する 回答。
2	将来的なこと	17記述（35.4%）	SDを持つことにより，将来に不安を感 じるとした回答。
3	社会生活面	17記述（35.4%）	人間関係や仕事などの社会生活面での 不安を挙げた回答。

6 痙攣性発声障害に対する音声訓練

小林範子

はじめに

痙攣性発声障害（spasmodic dysphonias，以下SD）は，かつては心因性障害と考えられていた。現在では，心理的問題は原因というよりも促進要因という見方が一般的である。SDの本態についての最近の考え方は，喉頭筋の局所的なジストニア（focal dystonia），つまり神経系の異常という解釈が主流になっている。

SDはその本態が不明であるために未だに治療法が確立していない。外科的治療，薬物療法，音声訓練が提唱され実施されているが，いずれも完全なものとはいえないのが現状である。これらの治療法のうち特に音声訓練については，日本ではほとんど実施されていない。欧米では盛んに用いられている音声訓練は，SD以外の音声障害に対しても日本では実施されることが少ない。これは，医療の分野において音声訓練に対する理解が不十分で，音声訓練を担当するST（言語聴覚士）が極端に少ないためである。

SDに対する音声訓練の有効性については，臨床家によって異なった意見が聞かれるのが欧米の状況である。筆者は，他の治療法を受けらる機会がない，あるいは受けたくない患者に対して音声訓練を実施してきたので，

そのアウトラインについて紹介する。

音声訓練とは

音声訓練（voice training）とは，音声治療（voice therapy）の一部で，不適切な発声行動（発声法）を抑制するとともに，適切な発声法を獲得し習慣化することによって声の改善をはかるものである。発声という行動の変革を目指すために，広い意味での行動療法とも考えられる。

患者に音声訓練を適用する際の基準としては，(1) 不適切な発声パタンが視覚的，聴覚的に確認されること，(2) 誘導による音声（発声）の変化が確認できること，(3) 訓練の方針や手法に関する合理的な仮説が存在することである。すべての音声障害患者に訓練が適用できるわけではなく，また，どんな訓練法を選択してもよいということでもない。

SDの治療法（アメリカの場合）

音声言語障害の分野では先進的な立場にあるアメリカでの治療法を紹介する。軽度あるいは発症後間もない症例に対しては音声訓練が有効であるということは，音声障害の臨床に携わる言語病理学士（speech pathologit）たちの基本的な考え方のようだ。具体的な訓練手法としては，喉頭の過緊張を軽減あるいは起こりにくくする一般的な手法，つまり，ハミング，高いピッチでの発声，あくび・ため息法，気息声，軟起声などが用いられる。現在では，症状が中等度から重症の場合や病悩期間が長い場合はもちろん，それ以外でも，ボツリヌストキシン注射による治療，および注射と音声訓練との併用という治療方針が主流である。音声訓練の併用によって注射の間隔が延長されれば，注射による治療法の最大の短所の一つである効果の非持続性を補うことが期待できる。また，音声外科的手法も一部では実施

されているが，その有効性については論議を呼んでいる。効果が恒久的ではなく，手術前の音声症状が再発する例が多いためである。

SDに対する音声訓練の実際

1．訓練の考え方

　音声訓練では，自然に起こりうる現象や行動を利用して過緊張のない発声を誘導し，発声に適切な喉頭調節を習得させる。また，その発声時の喉頭の感覚を重視し，般化を達成しやすくする。訓練方針は，患者の音声症状や背景的問題の多様性を理解した上で科学性と柔軟性に富んだ態度で決定する。一つの訓練方法のみに固執するような柔軟性に欠けた臨床態度は，責任感のある姿勢とはいえない。臨床家は，ベストと思われる治療方針を選択した後も，常にその方針の適切性を検討し続ける義務がある。

2．訓練の対象の選択

　SD患者で訓練の適用基準に合った場合は訓練の対象になる。ただし，訓練を続行する条件が整っていない場合は，他の治療法を第一の選択対象として紹介するほうがよいであろう。

3．訓練方針決定のためのステップ

1．訓練の頻度
　音声訓練の効果を上げるためには，基本的には週に一度の頻度で訓練を実施するのが望ましい。しかし，患者の多くが仕事に就いているため，理想的な形での訓練実施が困難な場合が少なくない。患者との相談の結果，訓練が隔週でしか実施できないこともあるが，訓練の間隔がそれ以上開いてしまう場合は，効果を上げることが非常に難しいようだ。少なくとも訓

練開始直後の1ヵ月間は毎週の訓練が望ましい。

2．訓練手法の選択

　喉頭の過緊張を軽減するために有効な訓練手法は数種類ある。そのうちどの方法を選択すべきかは、「被刺激性のテスト」に基づいて決定する。このテストは、初診時に医師が患者の喉頭を観察する際、STが患者に対して様々なタイプの音声の生成を試みながら実施する。テストの性質上、ファイバースコープによる観察が必要である。喉頭の過緊張が起こりにくいと考えられる数種類の発声を誘導して、楽な発声が視覚的・聴覚的に認められたタイプを選択する。ほとんどの場合、1種類以上のタイプで楽な発声が可能だが、それらのタイプの選択順位とその理由も詳細に記録しておく。

4．訓練の手法

1．声の衛生の指導

　声の衛生指導には、音声と音声障害についての正しい知識を提供してその理解を促進する目的と、誤った発声の行動や条件を除去して適切な音声使用を可能にするように指導する目的とがある。声に関連した多くの不安や苦痛を持つSD患者に対しても、他の音声障害患者同様に声の衛生指導は必要である。特に障害の本質の理解を促すことは、訓練の第一歩としてきわめて重要なものとなる。

2．ため息法

　自然にため息をつく時には、強い声門閉鎖が起こらず、気息性の弱い声が生成される。つまり、ため息やため息混じりの発声では喉頭の過緊張が起こりにくいという事実を利用した訓練法である。
　患者には、実際にため息をついてもらうことから始める。最初は発声を伴わないため息でもよいが、ため息をつく時、つまり、呼気が声門を通過

したり発声のための声帯振動が起こる時に，喉頭が過度に緊張していない，あるいは「リラックスしている」感覚を意識させることが重要である。「喉に力が入っていない感じがわかりますか」と何度も確認する。一般の人々にとって随意的にため息をつくことは簡単ではないので，はじめは，ため息が出やすい状況や雰囲気を訓練者が作って，自然なため息を誘導する。

　有声の「ハァー」というため息が安定して生成できるようになったら，次に「ホォー」や「ヘェー」の音でため息をつく。あくまでも「喉に力を入れない，自然なため息」を目指す。当然ながら音圧も呼気流も低く，ゆっくりした発声でなければならない。発声に先立つ吸気もゆっくり行なう。

　次の段階は母音でため息をつくことである。発話行動として緊張が比較的高いと考えられる「イー」あるいは「ウー」は，「アー」「オー」「エー」の後に実施した方が失敗が少ない。リラックスした発声（いわゆる"easy phonation"）の安定した生成が確認できた時点で，「ため息での発声」という指示から「ため息混じりの発声」や「ため息のような発声」という指示に変える。ここでため息ではない「ため息混じりの声」が誘導できれば，後に述べる気息性発声の訓練に移行する。ところで，「喉に力が入っていない感じ」は，この段階でも十分にモニターしていないと訓練が失敗することがある。患者は概して喉頭の感覚よりも自分の音声に注目する傾向がある。「うまく発声しなければ」という意識がかえって過緊張をもたらすことが多いので，喉のモニターは，声に対する過剰な意識を拡散させるためにも有効である。このモニターは，その集中の度合いは減少させながらも，会話のレベルの訓練まで続ける。

　単母音の持続が安定した段階で，母音を組み合わせた2-3音節での練習に入る。次に/r/や/w/を混ぜた音節も練習し，問題がなければ，母音や/r/，/w/で構成された有意味語を導入する。以下の訓練は後に述べるステップに従って進める。

3．気息性発声（breathy voice）

この訓練法の理念は「ため息法」と似ている。発声時に呼気を漏らすようにすることによって，喉頭の過緊張が起こりにくい状態を作り，それを維持しようとするものである。当然のことながら，強い呼気を伴った緊張性の高い気息声は用いない。

患者には「息と声とが同時に漏れてくるような感じで，そっと声を出してみてください」という指示を与え，唇の前方5cm程度離れたところに手のひらをかざして呼気が軽く触れることを確認しながら静かに発声させる。ここで最も重要なのは呼気のやわらかい流出である。これを確認していないと気息性発声は起こり得ない。声と呼気が同時にうまく出ない場合や，喉頭の過緊張が認められる場合には，「声は出さないで呼気だけを静かに漏らす」という指示に変え，その時のリラックスした喉の状態を確認させる。そして，その状態を保って「声と息を同時に漏らす」ことを再度試みる。呼気も声も強く出さないことと，喉頭のモニターを忘れないことが重要である。

実際に使う音は，他の方法と同様で，まず母音から開始して段階的に語音の種類や音節数を増加してゆく。気息声の性質上，呼気の使用量が通常の音声よりも多いため，息継ぎには注意する必要がある。音節数が多いフレーズや文では，発話の後半や終わりの部分で喉詰めが起こりやすいからである。また，吸気が多量で急激な場合には，発声の開始部分で喉詰めが認められることもあるので，適量の空気をゆったりと吸うことが重要である。

4．ハミング（humming or whimpering）

喉詰めが起こりにくい発声である。唇を軽く閉じて息を少し吸ってから，高めの小さい声で/m/を延ばすようにしながらピッチを下降させる。ゆっくりの下降ではなく，小犬が「クゥン」と鳴くような感じのピッチパタン

と声色である。結果的にはファルセットに近い声質になる。声が鼻から漏れるように出る感じを確認させる。

　喉がリラックスしていることがモニターできた上で2-3回続けての発声が可能になったら，唇を少し開いて「ウ」と「ア」の中間のようなあいまいな母音を同様のピッチパタンで生成する。初期の段階では，唇を開くとすぐに喉詰め発声になる患者が少なくない。開口の度合いをできるだけ少なくすることや，顎や唇，舌をリラックスさせること，起声（発声の始まりの部分）を軟らかい感じで行うこと，声を低くしないことなどの注意によって，喉詰めが消えることが多い。

　安定した発声が可能になったら，母音でのハミングに続いて，母音や有声の半母音や子音を組み合わせた音節や単語，フレーズなどでの訓練に移行する。ここでは語やフレーズのピッチパタンが下降するものを選択して使用するほうが自然で容易である。時期を見計らってピッチが上昇するパタンでの母音のハミングも練習に加えれば，適切な時期に様々な発話が可能になる。

　ハミングでの発声の狙いは，緊張が高くない喉頭を保った発声である。しかしこれで会話をするわけにはいかないので，単語や短いフレーズで過緊張がほとんど消失した段階で，話声位（話し声の高さ）を徐々に下げた発声を試みる。喉のモニターは不可欠である。自然に近いピッチで楽な発声が可能になったら，その声に変更して訓練を続ける。

5. 高いピッチのファルセット

　高いピッチでの発声やファルセットでは，声帯の内転筋である甲状披裂筋の活動が低く，喉頭の過緊張が起こりにくい。そのため，SDの患者のほとんどが，この発声では特異的な音声症状を示さない。

　訓練の手順は，まず母音で高いファルセットを生成する。訓練者が音声のモデルを示して患者に模倣させる。「アニメーション映画に出てくる幼い

子供や小さい動物のような声」などという声のイメージについてのヒントが役立つこともある。母音の種類は、実際に発声してみて患者が最も出しやすいものを選択する。ファルセットでの発声が困難な場合には、次に述べる吸気発声からの誘導がきわめて有効である。

　母音に続いて徐々に音節数を増加してゆく過程で、ハミングと同様にピッチの低下を試みる。ピッチを下げる段階において、声質はファルセットのままでよいが、通常の話声位に近いピッチで単語やフレーズが言えるようになったら、起声の部分をやや強く発声するようにして（いわゆる軽い硬起声発声）ファルセットから地声へ移行させる。ただし、ここで喉のモニターを確実に行っていないと、喉詰めが再発する可能性が高いので、実施には十分な注意を要する。

6. 吸気発声

　吸気時に発声をするというのは通常では行われないが、この発声は、喉頭が過緊張状態にある場合は起こり得ない。そのために、喉頭の過緊張を軽減するための有効な方法として知られている。吸気発声は適切な呼気での発声の手掛かりとして利用するもので、最終的には吸気で話すことを目指していないのは当然である。吸気発声の特徴はファルセットに類似していて、声門閉鎖は弱く不完全で、発声時に気流の漏出が認められる。上記(5)の発声とは異なって、必ずしも高いピッチである必要はない。

　まず普通に吸気させる。その時に空気が声帯近辺を通過する感覚を確認する。次に「吸気を吸いながら、同時に軽く発声する」ように指示する。訓練者の巧みなモデル発声が不可欠である。吸気時に発声を伴うことが困難な場合は、何かに驚いて「ハッ」と息をのんだ時などにも起こる発声であることを、疑似的状況での演技などを混ぜながら誘導する。

　吸気発声で/ha/あるいは/he/の生成が可能になったら、その時の「力が入らない喉の感じ」を保ったまま、そっと、呼気で同様の/ha/あるいは/he/

の発声を誘導する。この声は，多量の気流の漏出を伴った気息性の強いファルセットでなければならない。吸気発声時とそれに続く呼気発声時の条件をできるだけ類似させることによって，呼気時の過緊張を抑制する。もちろん気流の通過する方向は逆である。

　吸気発声に続く呼気発声が喉詰めを伴わずに可能になったら，ハ行音で始まる2－4音節の単語（例：「はい」，「ハート」，「ほんもの」）の練習を「吸気発声の後に呼気発声」という順序で行う。順調に楽な発声ができている場合は，単語の最初の音節のみ（たとえば「はい」の「は」）を吸気発声で行ない，次に続けて単語全体（「はい」）を呼気で発声する。

　さらに呼気での発声が安定してきたら，「実際には発声を伴わないが発声しているつもり」の吸気を行ない，その時の喉の状態を保ったまま楽な呼気発声をする。徐々に音節数を増加しながら，自然な吸気に続く地声に近い声の生成に移行する。地声への誘導には，喉頭の過緊張の再現に注意しながら声の強さを増加させる指示や，「少し明るい声で楽しそうに」という指示が有効である。

7．プロソディの調節（発話速度と語音の引き伸ばし）

　この方法は喉頭調節そのものに対する訓練ではなく，喉頭の過緊張を起こりにくくする条件を整える目的のために実施される。したがって，単独ではなく喉頭調節に関する訓練と組み合わせて用いる。

　具体的には，発話速度の極端な低下という方法と，音（特に母音）をやや長めに持続させて発話する方法である。訓練初期の段階はもちろん，文を話すレベルに至っても，この方法をある程度は用いていた方が訓練が失敗しない。

8．呼吸の調節

　いわゆる「腹式呼吸」などによる呼吸法の訓練を実施するには，その必

要性が正当化できなければならない。したがって呼吸パタンに特に問題が認められない場合には実施しない。理論的裏付けや生理的根拠に基づいて訓練法を選択することを基本的態度とするなら，SDのように喉頭調節に問題がある場合に，それを呼吸法の調節によって解決するという考え方は成立しにくいはずである。しかし，過緊張による呼吸パタンの異常などが存在すれば，呼吸訓練を実施するのは当然である。筆者の臨床上の印象では，その該当者は2割程度で，適用した患者の多くが中等度以上の重症度であった。

　具体的な訓練法としては，まず腹部を随意的に出したり凹ませたりする動きの訓練を行い，次に吸気時に腹部を膨らませて呼気時（無声の「フーッ」という音を伴うと実施しやすい）に腹部を凹ませる訓練を経て，最後に吸気時に腹部を膨らませた後に発声時に腹部を凹ませる訓練に至る。「フーッ」と発声することから始めて，母音，フレーズ，文と段階的に訓練を発展させる。

5．訓練の段階的発展法（単一の音から会話音声まで）

　音声訓練では，目的とする発声行動が最も実現しやすい音を選択して最初に用いる。たとえば，ため息法では/ha/が最初に用いられる。必要性があって/h/を用いる場合以外は，たいてい母音から始めることが多い。次に母音を組み合わせた複数の音節，あるいは/w/と/r/がこの組み合わせに入ることも多い。次に有声子音（破裂音や摩擦音）も用いた音節の組合わせの段階に入る。母音や有声子音を優先させる理由は，発声中はできるだけ声帯振動が停止しない状態を保ちたいためである。このために無声子音や促音は過緊張が起こらない，発声がある程度安定した段階で用いる。

　かなり長い文が可能になった段階で，低かった発話速度を普通の速度に変える訓練や，声の強さを増加させる訓練を行わなければならない。日常生活であまり不便を感じない音声を獲得するためには，この二つの練習は

不可欠である。そして，必要に応じてではあるが，電話での応対の訓練や
大声を出す訓練も行って訓練は終了する。

6．結果および音声改善の要素

　筆者がこれまで実施した約20名のSD患者に対する音声訓練では，ほとん
どの患者に音声の改善が認められた。完治した例は1/4ほどである。アメ
リカの臨床家たちが指摘するとおり，軽症例と病悩期間が短い例において
改善が著しいようである。

　訓練法別の効果としては，気息性発声が最も過緊張を軽減しやすく有用
であった。この発声法は，コツがつかみやすく，訓練開始後間もなくの段
階でも職場などでこれを一時しのぎ的に使用し，「小さいかすれ声ではある
が，詰まったり出なくなるよりは便利」という患者も少なくない。高いピッ
チのファルセットは，通常の音声に移行する段階で時間がかかる場合もあ
る。吸気発声は重症の患者に有効である。なお，喉頭の過緊張を軽減する
方法の一つとして知られる「あくび法」は，SD患者に限ってはそれほど効
果が上がらなかった。あくびによって口腔や咽頭が拡大すると同時に喉頭
が低下し，喉詰めの程度が増加する場合が数例認められた。

　音声を改善するための要素として，訓練法の選択の適切性と訓練方針の
柔軟性があるように思える。適切な訓練法を選択するためには，初診時に
実施する「被刺激性のテスト」が重要である。そして，患者の音声の変化
を常に注意深く観察しながら，必要に応じて訓練法を変化させたり，別の
訓練法を併用したりする柔軟な訓練方針が求められるべきであろう。

　訓練終了までに要する期間は，患者によって異なるが，1-2ヵ月（4-5
回の訓練）から数年にわたる。多くの患者が1-2年の間訓練を受けている。

7．心理的側面への援助の重要性

　音声障害患者に対する心理的側面への援助は，心理的問題の関与がある

と思われる患者が対象になるのが一般的であるが，SDにおいては，ほとんどすべての患者に必要である。それは，発症時に心身のストレスや仕事上の負担や問題などの心理・社会的問題が存在したという訴えが多いからである。さらにもっと重要な点は，声の症状そのものによって精神的ストレスや適応障害を起こしている患者が少なくないことである。心理的問題が深刻な場合には，精神科医あるいは臨床心理士が担当するカウンセリングが必要だが，それほどの問題がない場合でも，医師やSTが障害への共感や理解を十分に示すことが必要であると思われる。「医師の診察室での会話は概して短く，プライベートな雰囲気が少ないので話しにくい」と訴える患者が少なくない。この点に関しては，個室で患者と応対することの多いSTの役割は重大であると思われる。コミュニケーション障害とそれに伴う多様な問題に対する相談や援助を患者は強く求めている。

おわりに

SD患者に対する音声訓練の効果は，ある程度得られるものである。訓練による改善の程度や訓練に要する期間には個人差がある。音声訓練の長所は，効果が永続的である場合が少なくないことと，STによる個別訓練であるために，患者の不安や苦痛を受けとめやすいことであろう。短所としては，重症患者に対しては十分な効果が上げにくいことと，訓練終了までに時間がかかることである。これらの特徴を踏まえて，筆者は患者に，ボツリヌストキシンの注射についても紹介するようにしている。

近い将来にSDの本態が解明されることを祈るとともに，患者の持つ条件や希望に応じて，外科的治療，薬物治療，音声治療の中から最適の治療法を単独あるいは組み合わせて選択する状況がすぐにでも実現できるように，我々が一層の努力をする必要性を痛感している。

7　痙攣性発声障害の疫学的調査

山崎竜一

　痙攣性発声障害（SD）は稀な疾患である。現在までの疫学的調査では，局所的ジストニアについては行われており，アメリカの小規模な調査では10万人あたり29.5人，日本では地方の調査にて10万人あたり6.1人の有病率であった。また平成7年度の厚生省ジストニア研究班による患者数アンケート調査では，眼瞼痙攣1530人，顔面痙攣1522人，痙性斜頚994人との数字を得ているが，SDについては疫学的調査結果が発表されていない。そこで今回我々は，SDに対して全国81ヵ所の大学病院にアンケート調査を行い，中間報告として以下の結果を得た。

　対象は全国81ヵ所の大学病院で，次頁に示すアンケート用紙を郵送し，担当医師，言語療法士の方々が記入するという方式をとった。今回は，41例の回答を得ており（回答率51%）これらを以下の図表に示す項目別に解析した。但しSDは稀な疾患であり，ある程度経験のある医師の診断が必要であると思われること，さらに根治的な治療方法が存在するわけではないため，治療方法などを求めて他院を廻るもの，治療を行うため紹介転院するものなどが重複している可能性がある。また，ジストニアの一部として神経内科に通院中ということも考えられ，正確な患者数は把握しきれないのが現状である。

1　過去の1年間（H11年4月～H12年3月）に痙攣性発声障害の患者が貴科外来に訪れたことがありますか。

　　はい　　　　それは何人ですか。

　　いいえ　　　　（　　　　）人

2　過去の5年間に痙攣性発声障害を貴科外来で診察したことがありますか。

　　はい　　　　それは何人ですか。

　　いいえ　　　　（　　　　）人

3　貴院において過去1年間に次の疾患の患者は何人程度受診されましたか。（H11. 4月～H12. 3月）
　　A　反回神経麻痺　（　　　）人
　　B　喉頭癌　　　　（　　　）人
　　C　耳硬化症　　　（　　　）人
　　D　ベル麻痺　　　（　　　）人
　　E　突発性難聴　　（　　　）人

4　過去1年間の貴科の新患者数を教えて下さい。

　　　　　　（　　　　）人

5　1，2ではいと答えていただいた場合は、できる範囲で右記にご記入ください。

1　診察年

2　来院時年齢

3　発症時年齢

4　性別

5　分類
　A.　内転型
　B.　外転型

6　治療
　A.　薬物名
　B.　手術名
　C.　音声治療

7　治療結果

8　他施設に紹介
　　施設名

9　その他コメントがございましたらご記入願います

表1

	内転型	外転型	合計
男性	22	6	28
女性	121	9	130
合計	143	15	158

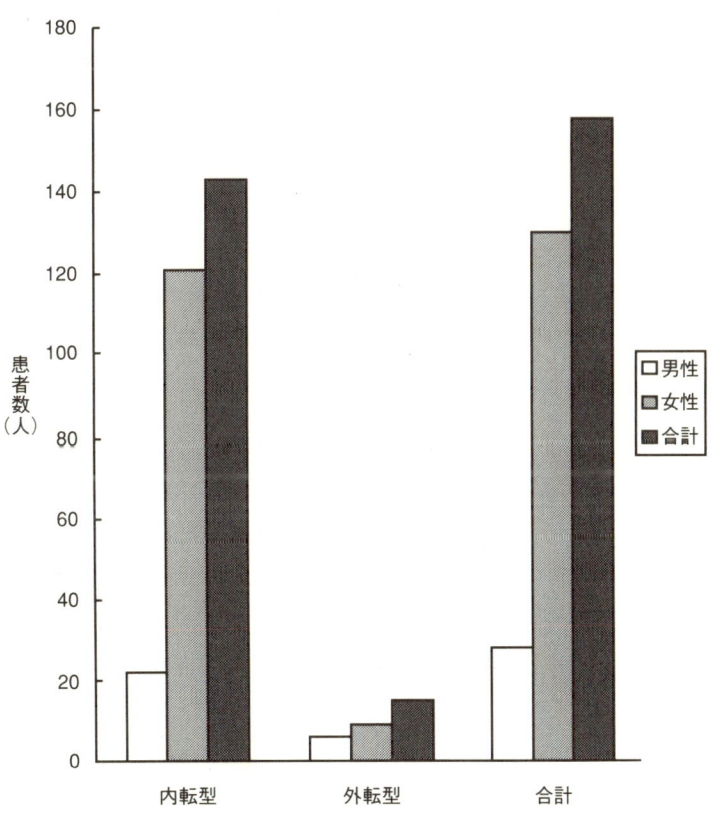

図1　過去5年間のSDの患者数

表2

年齢	内転型	外転型	合計
＜20	21	3	24
21-30	42	4	46
31-40	26	5	31
41-50	16	1	17
51-60	16	1	17
＞60	18	1	19
合計	139	15	154

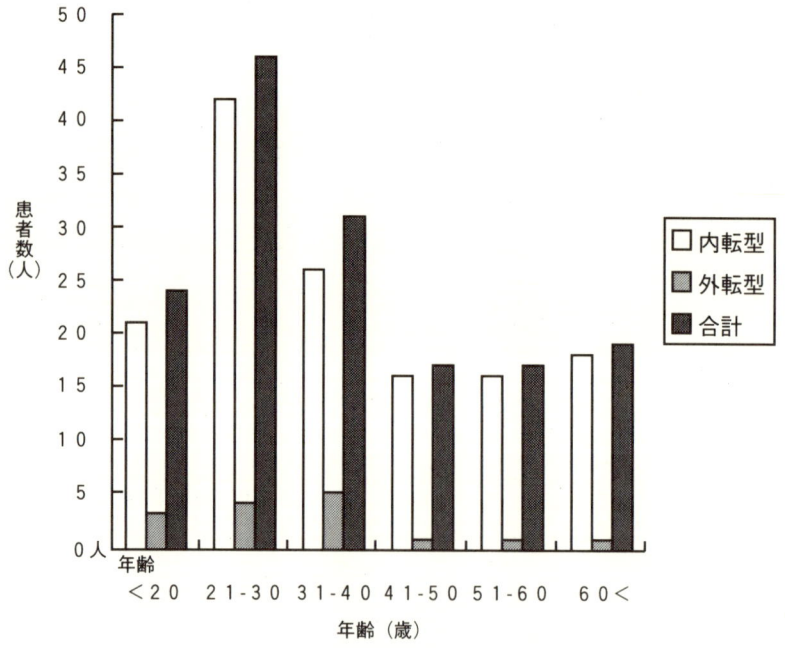

図2　過去5年間のSDの発症年齢

表3

年齢	内転型	外転型	合計
＜20	14	1	15
21-30	36	4	40
31-40	29	6	35
41-50	16	1	17
51-60	21	1	22
＞60	27	2	29
合計	143	15	158

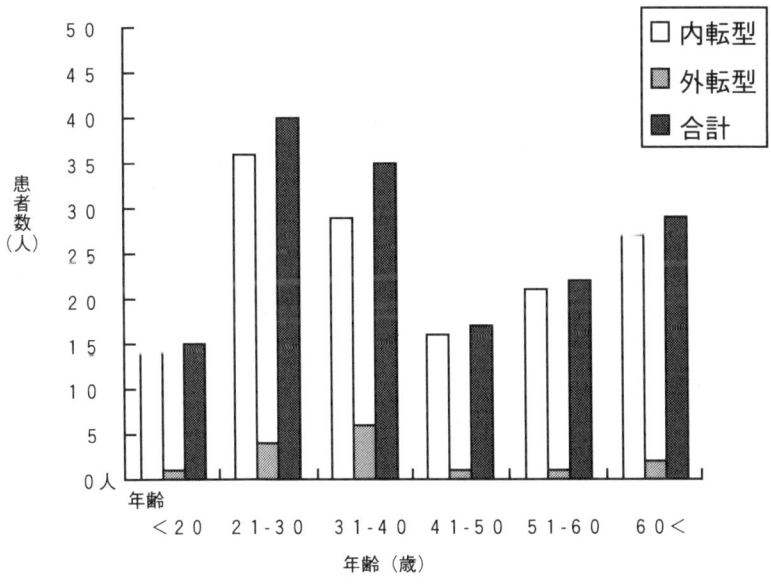

図3　過去5年間のSDの来院時年齢

表4　過去5年間および1年間の痙攣性発声障害の症例数
（回答数 41，症例あり 26，症例なし 15）

SD症例を もつ施設	症例数 （5年）	症例数 （1年）
A	19	5
B	2	2
C	2	1
D	6	2
E	5	2
F	17	5
G	5	1
H	5	2
I	5	0
J	1	1
K	6	2
L	3	1
M	1	1
N	1	1
O	1	0
P	5	1
Q	10	2
R	6	1
S	2	1
T	1	1
U	2	0
V	11	3
W	12	6
X	1	0
Y	3	1
Z	89	?

※実際に返事をいただいた数（表4）のうち，年齢，性別，分類がはっきりしているもの
　を表1-3，図1-3に示した。

　今回のアンケート調査にご協力をいただいた施設は以下のとおりである。御協力いただいた方々に感謝します。

　北海道大，弘前大，岩手医大，秋田大，山形大，東北大，防衛医大，順天堂大，東京大，東京医科大，日本大，日本医科大，昭和大，東海大，横浜市立大，山梨医科大，富山医科薬科大，福井医科大，金沢大，金沢医大，浜松医科大，名古屋大，名古屋市立大，岐阜大，滋賀医科大，京都府立医科大，京都大，近畿大，神戸大，大阪大，和歌山県立医科大，川崎医大，岡山大，鳥取大，島根医科大，山口大，愛媛大，久留米大，長崎大，大分医科大，熊本大　　（順不動）

あとがき

　第45回日本音声言語医学会（北嶋和智会長, 2000年11月11-12日, 京都リサーチパーク）にて, シンポジウム「痙攣性発声障害の現状」が行われた。本書は, このシンポジウムに参加した8人とその協力者により執筆されたもので, 痙攣性発声障害をテーマにしたものでは世界初の書である。

　私（小林）は耳鼻咽喉・頭頸部領域の運動異常に興味をもっていたが, 痙攣性発声障害は診断はできても治療ができない状態で, 絶望感をいだいていた。1976年にDedoが反回神経本幹を切除する方法を発表したので, アメリカの学会の帰りにサンフランシスコにDedoを訪れて手術を見学したが, 少し勇敢すぎる手術であるという感慨をもった。その時より以前に, 私は顔面痙攣に対し, 顔面神経枝の選択的切除を随分と行ってみたが, follow-upの成績は満足すべきものではなかった。かなり神経枝を切除しても, 1年もすると神経が再生して痙攣が再発してしまうのである。その頃, 岩村先生（三井記念病院）が, 喉頭内で反回神経の分枝を切除するという微細な手術法を発表したが, 臆病な（?）私はこの神経に対する手術を追試することはなかった。

　15年前にアメリカでBotulinum toxin（以下BTと略す）が導入されたとき, 私は手をまわしてこれを手に入れ, 顔面痙攣つづいて痙攣性発声障害に使用し, その有用性を確信した。内転型の痙攣性発声障害では, 声帯の筋肉に2.5-5.0単位という微量のBTを注入すれば確実に効くのである。使用するBTの量は, 体の他の部分のジストニアの場合に使用する50-300単位に比べ圧倒的に微量で, 反復使用しても抗体が産生する危険も少なく, 痙攣性発声障害が最もよいBTの適応であることは間違いない。しかしながら, BTは根治療法ではなく, 現時点では手術治療, 音声訓練も考慮に入れるのがよいと考えている。また心理面でのカウンセリングが必要となる場

合もあることを痛感している。

　今回は以上の点を考慮して，多忙なシンポジストの方々にまとめていただいた。本書が痙攣性発声障害に悩む患者の幸福と，音声言語医学の進歩のために寄与することを願っている。

　最後に次の方々と施設に深く感謝したい（順不同・敬称略）

　北嶋和智（第45回日本音声言語医学会会長，滋賀医大），米山文明（東京都），広瀬肇（北里大），新美成二（東大・音声研），岩本容武（東大・音声研），飯田宏（熊谷市），矢野純（日赤医療センター），岩村忍（三井記念病院），故・岩重博康（帝京大），清水朋子（元・千葉血清研），近藤喜代太郎（放送大），菊池信幸（熊本市），C. Ludlow（NIH），H. Dedo（UCSF），宮沢良夫（八千代市），帝京大学市原病院耳鼻咽喉科の同僚と外来スタッフ。

　痙攣性発声障害の患者各位，SD（痙攣性発声障害）の会，アンケートに答えていただいた各大学の耳鼻咽喉科（疫学調査の章の末尾に記載）

　（表紙のイラストおよび装幀は橋本小百合さん（SDの会）が引き受けてくださった。厚くお礼申し上げます）

2000年（平成12）11月10日

小林　武夫

痙攣性発声障害そのメカニズムと治療の現状

2000年11月10日　第1刷発行

編　者　小林武夫

発行者　藤田美砂子

発行所　時空出版

〒112-0002　東京都文京区小石川4-18-3

電話　03(3812)5313

印刷・製本　㈱アスタス